子どもの健康・病気と保護者へのサポート

# 健康な子ってどんな子？

小児科医
和田浩
*Wada Hiroshi*

ひとなる書房
HITONARU
SHOBO

# まえがき

私は長野県の病院に勤務する小児科医です。子どもの病気や健康に関して毎日お母さんたちにお話ししたり、いろいろな疑問・心配に答えたりしています。

そうしたなかで痛感するのは、子どもの病気や健康に関して、世間では誤解が多く、それによって親（とくにお母さん）が不安にさいなまれたり、まわりから責められたりしている現状があるということです。親自身が、今よりもう少し知識をもち、また周囲がもう少しうまくサポートできるようになるだけで、親はもっと安心して、自信をもって子育てができるようになるのではないかと思うのです。

この本では、子育て中のお父さんお母さんや保育士をはじめとした子育て支援に関わる方たちに向けて、子どもの病気に関わることや子育て支援について、小児科医の立場から考えていることをお話ししていきたいと思います。

第Ⅰ部では、子どもが病気をすることの意味、健康の考え方、予防接種や薬、医者のかかり方といったことについてお話しします。ごく基本的な、小児科医にとってはまったく当たり前のことなのに、親や保育士さんには知られていないということが意外に多いのです。

第Ⅱ部では、子どものかかるいろいろな病気について、とくに家庭や保育園で注意すること、よく疑問に思われることを中心にとりあげます。

第Ⅲ部は子育て支援がテーマです。「イマドキのお母さんは困ったものだ」という言い方がされることがよくあります。そう言いたくなるのもわかりますが、支援する側がお母さんの置かれた状況をもっと深く理解し、上手な支援のしかたを身につけることが必要ではないかと思います。

この本は、保育者と父母を結ぶ雑誌『ちいさいなかま』二〇〇九年四月号から二〇一三年三月号まで連載したものを加筆修正し、新たにまとめたものです。

もくじ

## 第Ⅲ部 子育て支援で大切にしたいこと……155

装丁　山田道弘／カバー＆本文イラスト　山岡小麦／組版　リュウズ

# I部　健康な子ってどんな子？

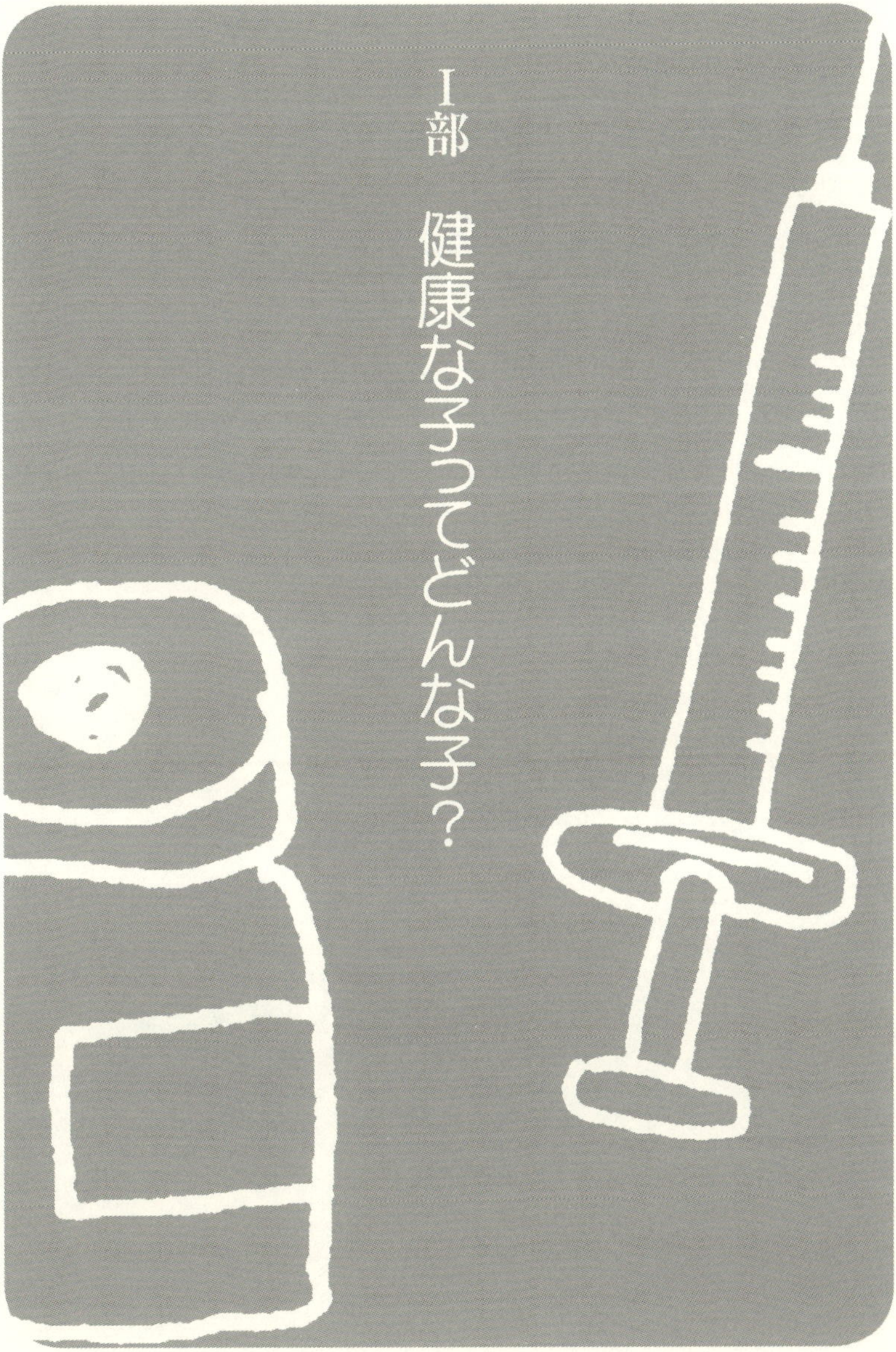

# 1

# 子どもが熱を出したとき

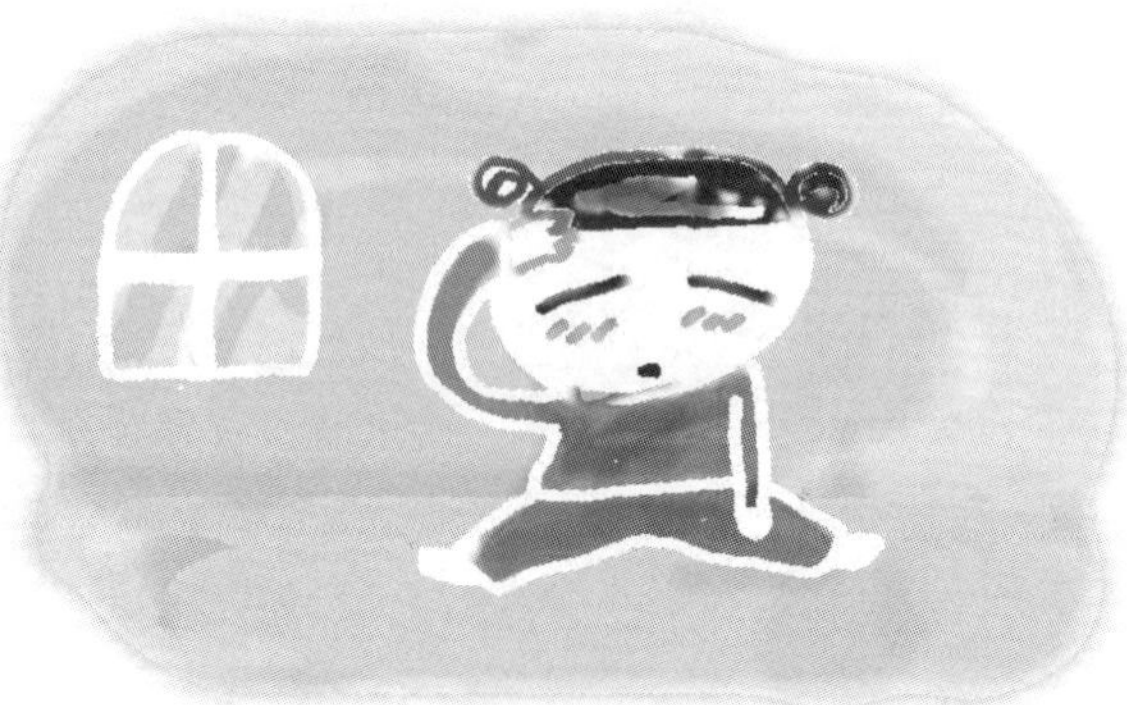

# 1 高熱は脳に障害を起こす？

世間では「子どもが高熱を出すと脳に障害を起こす」と思っている人が多いと思います。しかし実は熱が出ただけで脳に障害を起こすことはありません。このことがみんなの「常識」となるだけで、子どもが病気のときの親の不安はかなり少なくなると思うのですが、なかなかそうならないのですね。そこでこの点について少しくわしく説明をします。

## 熱が出ることのメリット

子どもが熱を出すとき、その原因の多くは「感染症」というジャンルに分類される病気、つまりウイルスや細菌が身体に入りこむ（感染する）ことによって起こる病気です。

感染症にかかったときに発熱するのは、そのほうがからだにとって都合がいいからです。体温が上がると、からだに入りこんだウイルスや細菌が繁殖しにくくなり、またからだを守る

「免疫」がよく働くと言われます。脳のなかに「体温調節センター」というようなものがあるのですが、そこが「ウイルスが侵入したので熱を出してたたかうぞ。体温は当分四〇度でいけ」と指令を出します。そうすると筋肉をふるわせて熱を作ったり（寒気がしてがたがたふるえている状態です）、皮膚の血管を細くして皮膚の表面に流れる血液を少なくして、熱がからだの表面から外へ出て行くのを抑えたり（そのため高熱なのに手足は冷たかったりします）して、体温を上げます。目標の四〇度まで上がると「そのくらいにしておこう」ということになり、寒気やふるえはなくなり、手足も温かくなり、少し汗をかいたりします。

発熱とは、このようにちゃんとした作戦に基づいてコントロールされている現象なのです。だから高熱といってもせいぜい四〇～四一度までであり、それ以上に上がることはありません。

## コントロールできない発熱

コントロールできなくなった発熱の場合は、話は別です。「パチンコ店の駐車場に長時間停めてあった車の中でエアコンが切れて赤ちゃんが亡くなった」といった事件が起こることがあります。このとき、いったいどんなことが起きているのでしょうか。温室状態の車の中では、温度がどんどん上がります。赤ちゃんは、平熱を維持するために汗をかいて熱を下げようとします。ところがそのうちに脱水になって、かく汗がなくなってしまいます。そうすると体温は車内の温度にあわせてどんどん上がり、命まで落としてしまうわけです。これは重症の熱中症であり、感染症による発熱とはまったく別の状態です。

## 脳に障害を起こすのはどんなとき?

さきほど「熱が出ただけで脳に障害を起こすことはない」と、ちょっと微妙な言い方をしました。実は「熱が出たときに脳に障害を起こすことはある」のです(ややこしくてすみません)。それは「細菌性髄膜炎」「脳炎」「脳症」といった病気の場合です。細菌やウイルスが脳に入りこんだり、なんらかの形で脳に作用するので、その結果脳や神経の後遺症を残すことはあります。でもそれは熱のせいではないのです。

## 緊急性のあるとき・ないとき

細菌性髄膜炎では、高熱・頭痛・嘔吐《おうと》、脳炎・脳症では、意識がなくなるというのが一番の特徴です。そういった症状が見られる場合は、急いで病院に行きましょう。また、こうした病気以外でも、顔色が悪い、泣き声が弱々しい、いやなことをされても抵抗しないといった場合、あるいは脱水症状(おしっこが半日出ない、泣いても涙が出ない、口の中が乾いている)が見られる場合などは、病気が重い可能性が高いので、至急受診してください。

それ以外の場合、つまり顔色はよく、まあまあ元気で、嘔吐も頭痛も脱水もないといった場合は、とりあえずあわてなくてもいいのです。

高熱が出ると「重い病気では」と心配になり、そのことだけで「急いで病院へ」となることがよくありますが、高熱が出た場合の多くはただのかぜであり、自然に治《なお》っていきます。ただし、四〇度の場合と三八度くらいの場合とを比べると、四〇度のほうが重い病気の可能性はやや高くなります。つまり高熱は要注意の症状ではあるので、診察を受けたほうがいいと思いますが、夜中に大急ぎでというわけではありません。

以上の話は生後三か月以降の場合です。三か月未満のちいさい子の場合は、発熱があったら元気がよくても早めに受診してください。

## 2 熱を下げたほうがいいときは？

「かぜなどの高熱は、ウイルスや細菌とたたかうために、からだがわざわざ出している」「熱が出ただけで脳に障害を起こすことはない」とお話ししました。その点についてだけ言えば、熱は下げないほうがいいということになります。

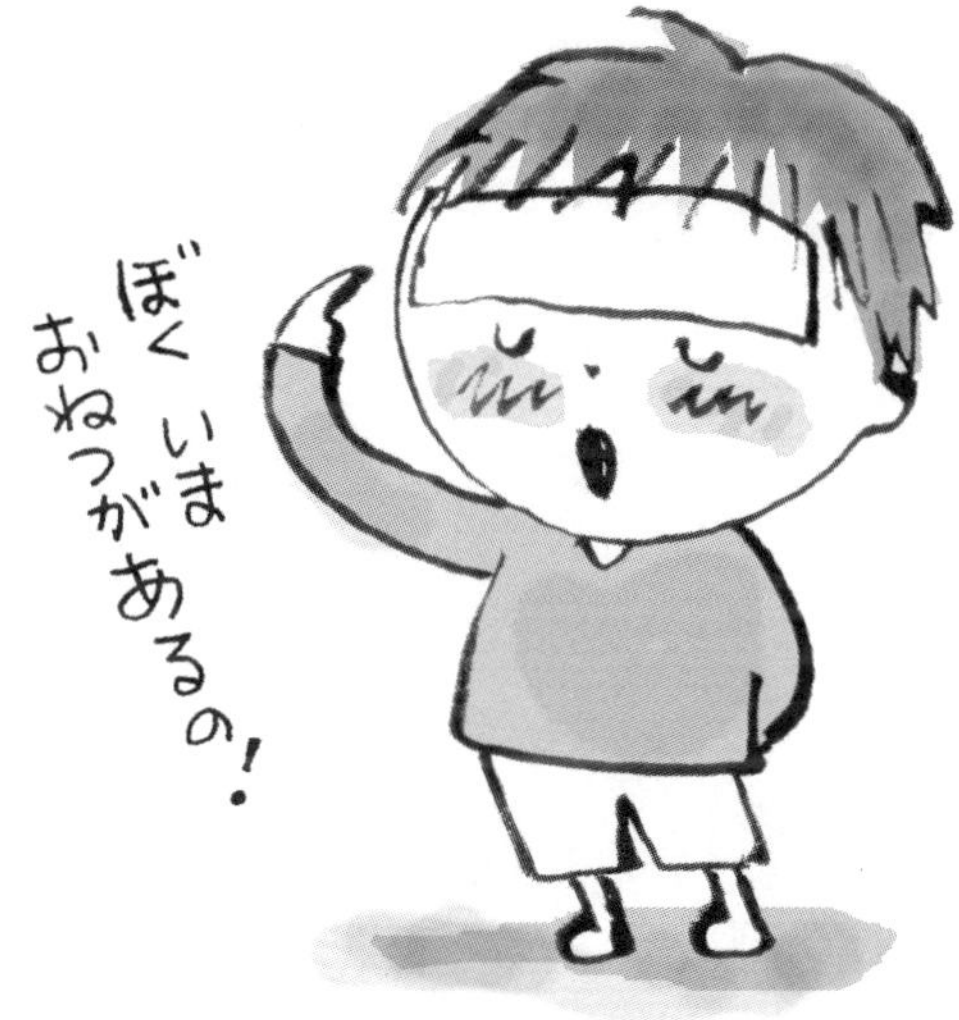


でも熱を下げてはいけないのかというと、必ずしもそういうわけではありません。熱のためにぐずって眠れないとか、水分も飲まないといった場合は、そのことでからだが消耗したり、脱水を起こしたりする心配がありますから、熱を下げることで楽になればそのほうがいいと思います。

大事なのは本人が楽に安静に過ごせることです。かぜなどにかかったとき、しっかり回復して元気になるまでにはどうしてもある程度の時間がかかります。熱が出てだるそうにしていると、親としては心配で「なんとか早く元気にしてあげたい」と思いますが、かぜのだるさはからだが「遊びに余計なエネルギーを使ったりしないで、病気とのたたかいに専念しなさい」と安静を命じている表れです。

解熱剤《げねつざい》で熱が下がると元気が出ることもありますが、これは本当に元気になったわけではなく「熱も下がったし、安静にしなくてもいいかな」と、からだが勘違いをしている状態です。解熱剤の効き目が切れるとまた熱が上がり、寒気がしてつらいという場合もあります。こういうときは熱を下げないで高熱のままにしておいたほうが、本人にとっては楽かもしれません。

また四〇度などというと、親としては何かしないではいられない気持ちになり、座薬を入れて、せっかく寝ているのに起こしてしまうということになったりしますが、眠れているのならそのまま寝かせてあげたほうがいいでしょうね。

熱を下げたほうがいいか下げないほうがいいか、その判断はなかなかむずかしいものです。しんどそうだと思ったら、ためしに熱を下げる工夫をして、そのほうが楽なのかどうかを比べてみればいいと思います。

## 解熱剤はどんな薬？

解熱剤について知っておいてほしいのは「解熱剤は病気を治《なお》す薬ではない」ということです。一時的に熱を下げるだけの薬です。

昔は強力な解熱剤が何種類もありました。しかしそういう薬はこわい副作用もあるということがわかってきたので、子どもには使われなくなりました。今、子どもに安全に使えるとされるのは二種類（アセトアミノフェンとイブプロフェン）しかありません。これらの薬は安全性は高いけれど、そんなに強力ではありません。解熱剤を使ったのにぜんぜん熱が下がらないということはよくあります。からだのほうは一生懸命熱を上げて病気とたたかおうとしているのですから、当然なのですが、親は「解熱剤を使ったのに下がらないのは病気が重いのでは」と心配になります。こういうとき、すぐ「もう一本入れよう」とか「お父さんの座薬を入れてみよう」などとは考えないで、必ずその子の年齢・体重にあったものを、指示された間隔をあけて使いましょう。

## 冷やしたほうがいい？

氷枕《こおりまくら》・濡《ぬ》れタオルなどで冷やすのはどうでしょうか。

熱で脳に障害を起こすわけではないのですから、冷やす必要はないわけです。こういったことも「そのほうが気持ちよくて楽になるならやる」と考えてください。おとなは冷やすと気持ちがよいのですが、子どもは嫌がることも多いのです。

昔、ドラマで見たこんなシーン、「子どもが高熱を出してうなっている。母が一晩中枕もとにいて、子どもがおでこの手ぬぐいを落とすたびに水で絞ってのせてあげる。明け方うとうとした母が朝日で気がつくと、子どもは熱も下がってすやすや寝ていた……」。母の愛はなんと深いものかという美談になるのです。でもこれ、せっかくうとうとしかかったときに冷たい手ぬぐいで起こされて、一晩中安眠妨害をされ続けていたということではないのかと思うのです。

それからこのドラマでは一晩で熱が下がったからいいようなものの、子どもの熱は二〜三日出るほうがふつうです。お母さんがダウンしたら子どももよくなりません。だからこんな形でお母さんが徹夜なんかしてはいけないのです。こういうときは、ためしに氷枕や濡れタオルを使ってみて、気持ちよさそうならそのままにしておくし、嫌がるならやめる。そうしてお母さんも早く寝てください。

## 冷却シート

冷却ジェルシート（「熱さまシート」など）はどうでしょう。これも同じように、気持ちがいいならやればいいと思います。ただしちいさい赤ちゃんは要注意。これがずれてきて口や鼻をふさいで窒息する危険があります。じゃまだったら自分ではがせる子はいいのですが、そうでないちいさい赤ちゃんへの使用は避けましょう。

ところで、こういったシートをおでこにくっつけた子を見ると、ぼくは自分の子どものころを思いだします。指に小さな傷ができたとき、母がかなり大げさに手全体に包帯を巻いてくれたのです。会う人ごとにその指を見せ、そのたびにおとなは「あれまあ、どうしたの？」とこれまた大げさに驚いてくれるので、ぼくは得意になって指を切った経過を話したのでした。

少しオーバーに言えば、そのことをつうじて自分がまわりの人たちから大事にされていることを実感する機会であったと思います。それと同じような意味が熱さまシートにはあるのではないか。「きょう、ぼく病気。みんなぼくのこと大事にしてね」というサインですね。そういう意味では大いに利用していいのではないかと思います。

## 3　あたためる？ 冷やす？

### 熱が朝下がって、夜上がるとき

三歳のやすき君。金曜日から熱が出て月曜日に診察に来ました。咳《せき》も出ていますが、元気で診察上もあまり問題はなさそうです。「かぜで自然に治っていくようなものだと思いますが、もし水曜にまだ熱が続いていたら来てください」と言いました。ところが次の金曜の夕方になって「また熱が出ました」と言って来ました。「水曜は朝下がっていたので来なかったけど、毎日朝は三六度台で、夜は三八～三九度になる」というのです。

子どもではよくあることですが、こういう場合、病気が朝治って夜またかかり直しているわけではなく、からだはずっと高熱が出ているのと同じ状態です。朝熱が下がって元気にしていると「やれやれよくなった」と思ってしまうのですが、夜の熱も出なくなって初めて熱が下がったといえるのです。

この子は検査の結果軽い肺炎で、入院はせずに治りましたが、「水曜日に来てくれれば、もう少し早くよくなったのに」と悔《く》やまれました。それ以来「火曜の夜から水曜にかけて熱が出るなら、もし水曜の朝下がっていても来てね」と言うようにしているのですが、忙しいとなかなかそこまで言っていられないことも多いのです。

## 暖めたほうがいいとき

熱が出たとき「暖かくして寝ていなさい」とよく言います。確かに寒い状態にしておくのはよくないのですが、むやみに暖めることはしないほうがいいです。なんども言うように「本人が楽で安静に過ごせること」が大事なのです。昔の日本の家屋は冬場寒いのがふつうでしたから「まずは暖かく」が基本だったのでしょう。でも現在では多くの場合冬でも室内は暖かいですから、それならふだんと同じでいいのです。

ところが「暖めなくては」と、ストーブをどんどんたいて、毛布をたくさんかけて……暖め過ぎになっていることが、ときどきあります。「どんどん暖めて汗をかかせれば熱は下がる」と思っている方も多いようです。

熱はからだが病気とたたかうために出しているものですから、病気とのたたかいが終わって、

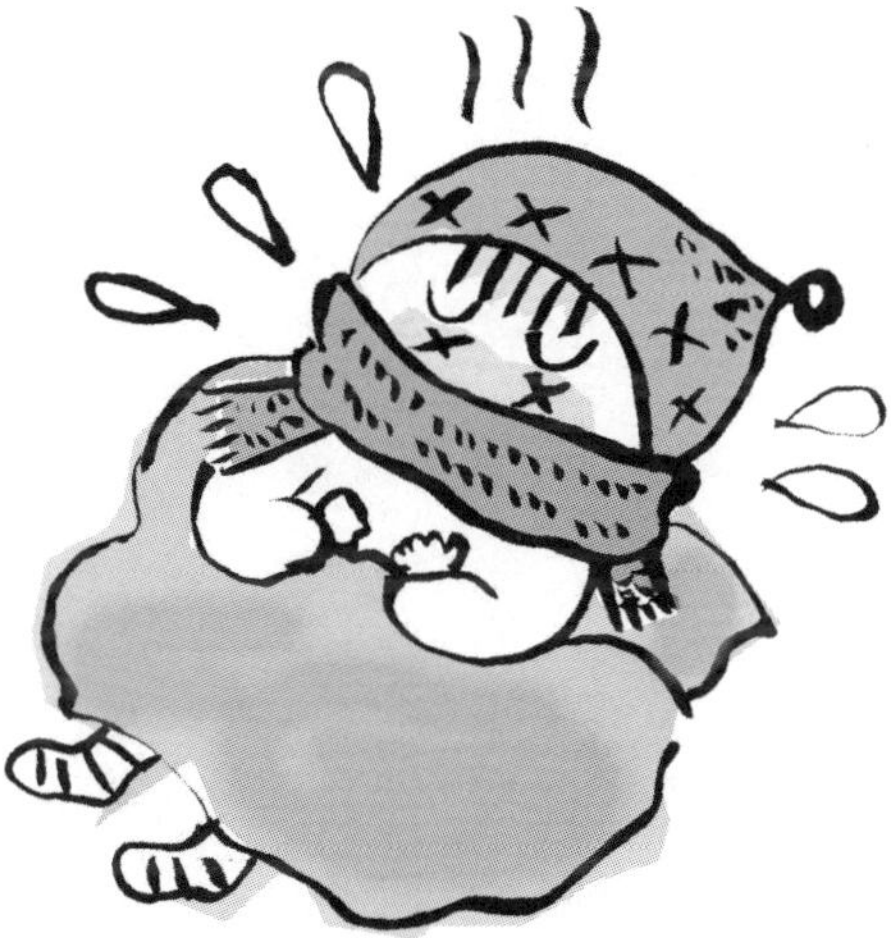

体温調節センターが「もう平熱でいいだろう」という判断をするまでは、いったん下がってもまた上がります。寒気がしてガタガタ震えているようなときは、ぜひ暖めてあげたほうがいいのですが、熱が上がりきって汗をかくようになったらやめましょう。

## ぬるま湯でからだを拭く

熱を下げる工夫の一つに「ぬるま湯でからだを拭《ふ》く」というものがあります。欧米では一般的な方法だそうで、三〇度くらいのお湯で二〇～三〇分からだを拭き続けると、一度くらい熱が下がると本には書いてあります。からだの表面の水分が蒸発するときに、熱をうばっていくわけで、汗をかいたのと同じような効果があるわけですね。

でもそれも「そのほうが気持ちよくて楽な

らば」なのです。試しにやってみて「ああ気持ちがいい。もっと拭いて」と言うならがんばるのもいいでしょう。子どもがいやになったら、熱が下がろうと下がるまいとそれで終わりにすればいいと思います。少なくとも汗でべたべたする感じがなくなれば、多少とも気持ちはよくなるのではないでしょうか。

## 坐薬のほうがよく効く？

解熱剤について「坐薬のほうが効《き》く」と思っている人が多いのですが、坐薬か飲み薬かというのは、単に薬の形の違いであり効果は同じです。

ちいさい子どもは坐薬が平気ですが、六～七歳になると嫌がるようになることが多いのです。ところが「坐薬のほうが効く」と思っているため、子どもがちゃんと口から飲めるし、お尻から入れるのは嫌がっているのに、無理やり坐薬を使うことがよくあるのです。こんなことはやめましょう。

# 4　細菌性髄膜炎とヒブ・肺炎球菌ワクチン

## 細菌性髄膜炎とは？

脳・脊髄《せきづい》といった中枢神経を包んでいるのが髄膜《ずいまく》という膜で、その炎症が髄膜炎です。髄膜炎の主なものには、細菌性髄膜炎（化膿性髄膜炎とも言います）とウイルス性髄膜炎（無菌性髄膜炎とも言います）があります。ウイルス性髄膜炎はおたふくかぜや手足口病などのときに見られ、多くの場合は軽症で自然に治ります。

細菌性髄膜炎はつい最近まで（ヒブ・肺炎球菌ワクチンが導入されるまで）全国で年間に六〇〇人くらいがかかると言われていました。インフルエンザ脳症の発生が年間数十人から百数十人くらいですから、それよりはるかに多かったのです。患者さんの多くは三歳以下の子どもです。死亡率は五％程度、後遺症を残す率が二〇％程度。子どもの病気のなかでもっともこわい病気と言ってもいいでしょう。

早期診断ができ、早く治療が開始されれば無事に治ることも多いのですが、この早期診断がむずかしいのです。細菌性髄膜炎の主な症状は、高熱・頭痛・嘔吐です。またひどくぐったりして顔色が悪くなってきたり、けいれんを起こしたりすることもあります。しかし初めのうちはそんなにひどく具合が悪そうに見えず「かぜでしょう」とか「熱性けいれんでしょう」と言っていたら、だんだん具合が悪くなってきて、一〜二日たって細菌性髄膜炎と診断されるという場合も多いのです。診断のためには背骨に針を刺して髄液をとって調べるのですが、あまり気軽にできる検査ではありません。

細菌性髄膜炎の原因菌は六割がヒブ、三割が肺炎球菌です。ヒブとは「ヘモフィルス・インフルエンザb型」という菌で英語で書いた時の頭文字を並べてHib=ヒブと略します。「インフルエンザ菌」とも呼びます（この菌が発見されたとき、インフルエンザの原因とされたのでこの名前がつき、その後インフルエンザには関係ないとわかったのですが、名前だけは残っているのです）。

## ヒブ・肺炎球菌ワクチン

ヒブワクチンは一九九八年に、肺炎球菌は二〇〇七年に世界保健機関（ＷＨＯ）が定期接種（公費負担での接種）を勧告し、導入した国では、これらの菌による髄膜炎は激減しています。日本では、世界の動きから大きく遅れて二〇〇八年にヒブワクチンが、二〇一〇年に肺炎球菌ワクチンが発売されました。しかし当初は任意接種（自費での接種）で、四回打って三万円近くかかりました。「どうしようか」と迷っているうちに髄膜炎にかかってしまった子もいました。定期接種になったのは、ようやく二〇一三年からです。これは本当に情けない話です。日本のワクチン行政は世界から大きく遅れています。でも、いろんな経過があったにせよ、定期接種になりました。確実に打ってしっかり予防していきたいものです。

## 私たちが社会を動かすということ

大阪に田中美紀さんというお母さんがいます。息子さんが細菌性髄膜炎にかかり重い障害を残し療育をしているなかで、新聞で「これはワクチンで予防できる病気であり、そのワクチンは世界ではふつうに行われている」ということを知り、そこに出ていた小児科医の武内一さんを訪ねます。二人の出会いから「細菌性髄膜炎から子どもたちを守る会」が結成され、ワクチンの認可・定期接種化を求める運動が展開され、多くの医師も参加しました。この運動なしに、厚労省に任せておいたら、ヒブ・肺炎球菌ワクチンの認可・定期接種化はいまだに実現しなかっただろうと私は思います。

田中さんはごくふつうのお母さんです。定期接種化が実現しても、息子さんが回復するわけではありません。でも「私のような思いを他のお母さんたちにしてほしくない」という強い思いが、共感を呼びました。私たちは署名運動などをしながら「でも実現はむずかしいだろうなあ」と思ってしまうことがよくありますが、みんなが本当に力を合わせることができれば社会を動かすことはできる、あきらめてはいけないと、この取り組みを通じて、私は感じました。

# 2

# かぜをひくことの大事な意味

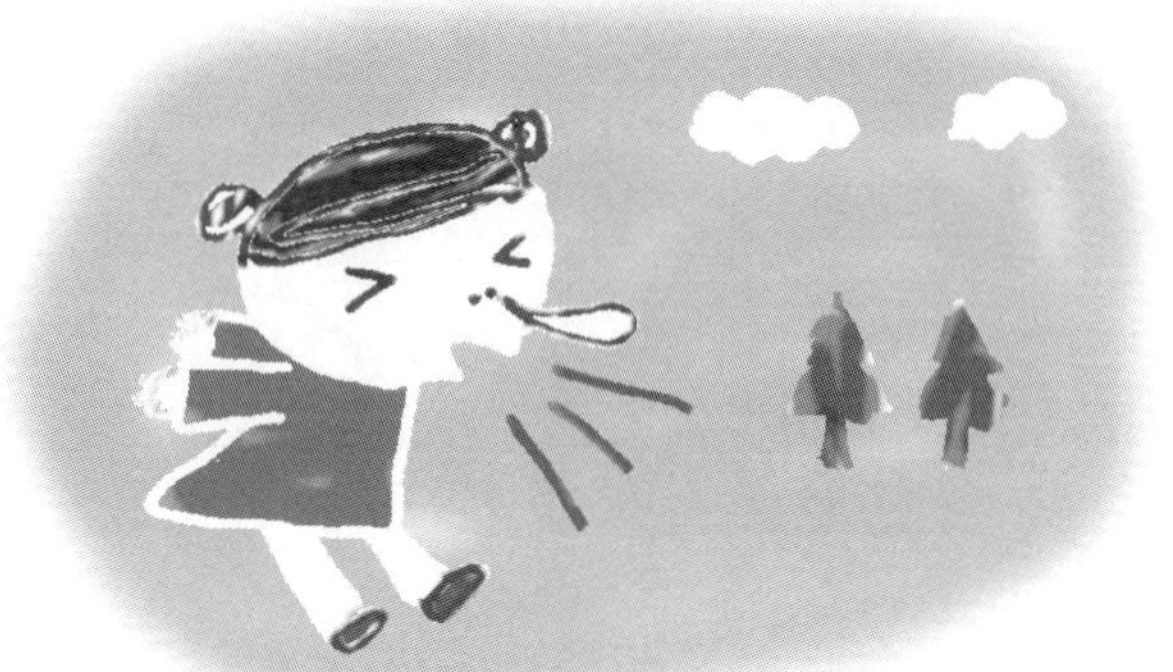

## 1　かぜをひくことの大事な意味

保育園のころの子どもは本当によくかぜをひきます。でも、それにはとても大事な意味があるのです。

### からだを守るシステム

からだには「免疫《めんえき》」というシステムがあります。免疫とはひとことで言えば「自分じゃないものを見つけてやっつける働き」です。

病原体（ウイルスや細菌）がからだに侵入すると、白血球のなかまがこれを食べてしまおうとします。しかしこのやり方はあまり効率がよくありません。そこで病原体に「抗体」という目印をつけてそこに攻撃を集中し、効率よく戦いを進めるという作戦をとるのです。

病原体が侵入してから抗体ができるまでに少し時間がかかるので、その間に病原体はどんどん増えます。

からだを守る働きはほかにもあって、熱を上げて病原体が増えるのを抑えるとか、咳《せき》・鼻水・下痢・嘔吐《おうと》などで病原体を外へ出すとか、いろいろな反応をします。これが病気の症状です。

初めは病原体に押され気味だった戦いも、抗体ができたことで攻撃力がアップし、ついには病原体をやっつけることができます。これで病気が治ったということになります。

この戦いには大きなおまけがついてきます。今回作られたこの病原体に対する抗体が残るのです。そうすると次に同じ病原体が侵入しようとしたときにすぐに反撃できます。

そして、もう二度と同じ病気にかからなかったり、かかっても軽くなったりします。

## 自分で自分を守れるようになる

抗体の一種「免疫グロブリンG」が、年齢とともにどう変化するかを調べたのが次ページのグラフです。この抗体は生まれたばかりの赤ちゃんではおとなと同じレベルです。お母さんの血液のなかの抗体がお腹のなかの赤ちゃんに移っていったからです。これによって守られているので、ちいさい赤ちゃんはかぜをひきにくいのです。

お母さんからもらった抗体はどんどん減っていって、一歳ころには完全になくなります。しかしグラフでは五か月ころからまた増えていきます。これは自分で抗体を作るからです。お母

免疫グロブリンGの成人に対する比

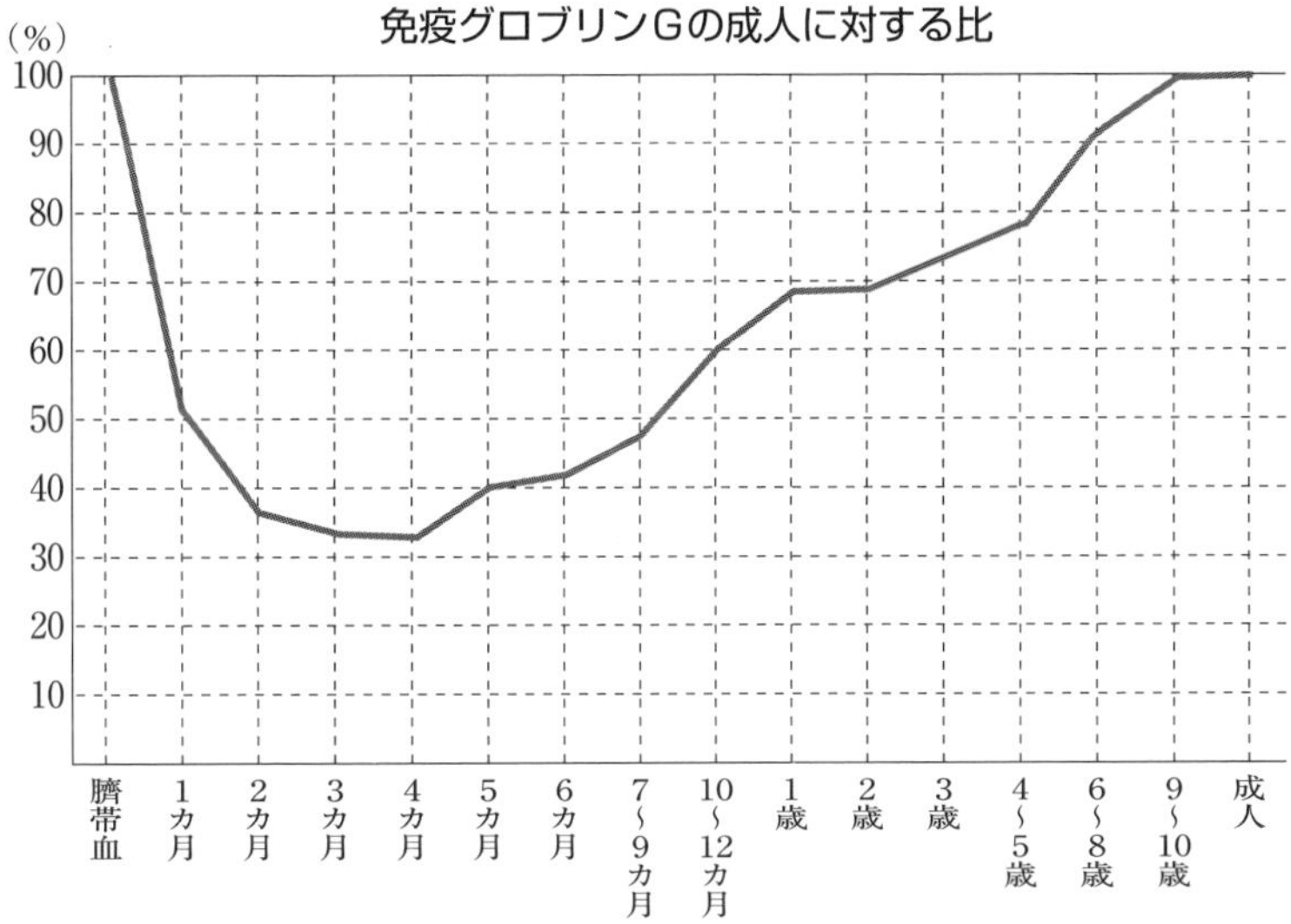


大国真彦、河野均也編『小児臨床検査マニュアル』P.187 文光堂 1993 より（一部改変）

さんの力で守ってもらわなくても、自分で自分を守ることができるようになってきたとも言えるでしょう。

抗体を作る方法には二通りあります。一つは予防接種、もう一つは実際に病原体にかかることです。

日本でふつうに行う予防接種は十数種類程度、一方かぜのウイルスは二〇〇種類以上あるそうですから、かかることによって作られる抗体のほうがずっと多いのです。

この抗体は入学ころにはおとなの九割くらいのレベルになります。つまりこのころまでに、たくさんかぜをひいてせっせと抗体を作ったおかげで、大きくなるとあまりかぜをひかなくてすむようになるのです。このたくさんかぜをひくのがちょうど保育園の時期にあたりますね。

## 今年入園したほのかちゃん

ほのかちゃんは一歳。一人目の子です。今までこれといった病気をすることもなくすくすく育ってきました。お母さんが仕事に復帰するので入園したのですが、そしたら急にかぜをひくようになりました。

保育園で下痢がはやると下痢をし、咳《せき》のかぜがはやると咳をします。熱をだしたことも、ゼロ歳のうちはほとんどなかったのに、入園してからはもう何回もだしました。一回一回の熱は二〜三日で下がるし、ふだんは元気なのですが、お母さんはしょっちゅう保育園から呼びだされて、同僚にも気兼ねです。実家のおばあちゃんからは「さびしいからじゃないの？　仕事と子どもとどっちが大事なの？」と言われて落ちこんでしまいました。

## またひとつ強くなる

これは小児科医から見ればあたりまえです。一歳になって、お母さんからもらった抗体は完全になくなっています。それまでは家にいたので世間でかぜが流行しても、ほのかちゃんのところまではなかなかやってきませんでした。でも入園してちいさい子どもの集団に入り、いつもさまざまな病原体にさらされる生活になったのです。出あう病原体がほとんど初対面なので、すぐ侵入します。ようやく治ってきたかなと思っていると、またすぐ次です。

これはだれもが通る道です。ひとつかぜをひくごとにひとつ免疫ができるのです。「これでまたひとつ強くなれるね」と喜んでもいいのです（でも、お母さんがしんどい思いをしているときに、医者だけ喜んでいるみたいになるのもどうかなあと思うので、あんまり言いませんけど）。

保育園に入った年が、たぶんその子の一生で一番かぜをひく年だと思います。二年目になると、一年目ほどではなくなってきます。「これはもう去年すんだ」というのがいくつもあるわけですね。そして、年長さんのころにはかぜをひくことがずいぶん少なくなり、「さすが年長さんはじょうぶね」と言われるようになります。

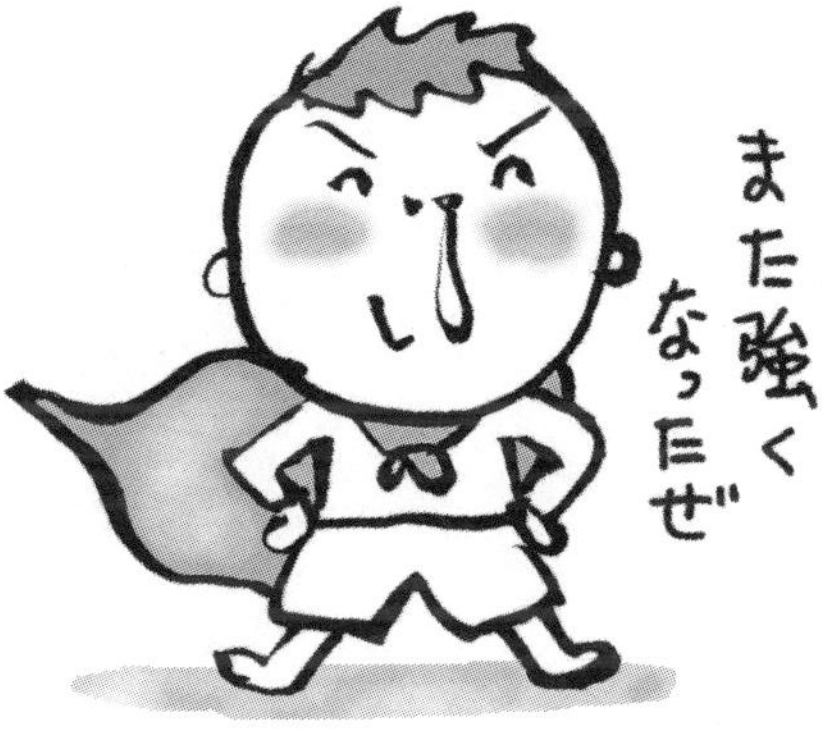


しかし、そのまっただなかにいる親（とくにお母さん）にとっては、こんなことが永遠に続くような気がしてしまいます。「私がいけないんだろうか」と自分を責めてしまうことも多いのです。ほのかちゃんのおばあちゃんのように、本来一番頼りになるはずの人たちが、お母さんを責めてしまう場合も少なくありません。かぜをひくわけをみんなが知っていれば、そんなこともしなくてすむのにと思います。

# 2 かぜひとつひかない子が健康な子？

## かぜひとつひかない子

中には「かぜひとつひかない子」もいます。こういう子も実はかぜをひいているのです。正確に言うと、からだにウイルスや細菌などの病原体が侵入し、これとたたかってやっつけ、あとに抗体が残る……という作業はしているのです。そうしなければ（ワクチンを打つ場合を除いて）抗体はできないからです。

かぜをひいても症状として表に出ない場合があります。これを「不顕性感染《ふけんせいかんせん》」と言います。これは何もめずらしいことではありません。おたふくかぜは三人に一人くらいが不顕性感染ですんでしまいます。突発性発疹《ほっしん》も原因ウイルスが二種類あって、ほとんどの子は二歳までに両方にかかりますが、「二回やりました」という人はあまりいません。不顕性感染ですんでいることが多いのです。

かぜひとつひかない子というのは、多くの病原体に関して不顕性感染ですんでしまったり、あるいはごく軽い症状ですんでしまったりするのでしょう。

こういう子だと親は大変助かりますが、そういう子はあまりいません。しょっちゅうかぜをひくのがふつうの子どもです。そういうものだと、ある意味ではあきらめるしかないのです。

でも世間にはなんとなく「かぜひとつひかないのがあるべき健康な子どもの姿」というイメージがあるような気がします。そのために、子どもがよくかぜをひくと、何か家庭に問題があるような、とくにお母さんが何か反省しなくてはいけないような雰囲気になってしまう場合があります。もちろんさまざまな問題を抱えた家庭もあります。でもそのこととかぜをよくひくこととを安易に結びつけてはいけないと思うのです。

## 肺炎の場合はどう考える?

「かぜの場合はそういうことなのね」と納得してくれた人でも「肺炎っていうと話は別」となることがあります。

「肺炎」ということばは「重病」の代表のようなイメージを持っている人が多いようです。「お子さんは肺炎ですね」と言うと、お母さんの顔が急にこわばって「命は助かるでしょうか」とひどく心配する、なんてこともあります。

そして「こともあろうに子どもを肺炎にしてしまうなんて」とお母さんが自分を責めたり、

おばあちゃんが「ここは私が憎まれ役を引き受けなければ」と、「ちょっとあなたしっかり反省しなくてはだめよ」ときびしくお母さんに接してしまったりすることがあります。

でも、小児科では肺炎はきわめてよくある病気の一つです。もちろん重い場合もありますが、入院も点滴もせず飲み薬で治ってしまうことも多いし、中には薬も飲まず自力で治ってしまうこともあります。肺炎は特別なことではなく、「ちょっと大きな波が来たから、みんながんばって乗りきろうね」というくらいに受けとめればいい場合が多いと思います。

ただし、「今の肺炎は軽いんだって」と早合点する人もいるので付け加えておきますが、やはり重症の肺炎もありますし、軽かったとしても十分注意して経過をみる必要があります。肺炎じたいは軽いけれど、水分がとれなくなって入院して点滴するということもあります。大事なのは「肺炎」という病名にあまりとらわれないで、その子がどんな状態なのかを考えることだと思います。

また肺炎を何回も繰りかえすときは、免疫の働きが弱いとか、肺炎を起こしやすい病気をもともと持っているとかいった場合も中にはありますから、医師に相談したほうがいいでしょう。

## 健康な子ってどんな子?

健康な子ってどんな子でしょうか。この本のタイトルでもあるのですが、私は「よくかぜをひく。ときには肺炎などといったちょっと重い病気にかかることもある。でもちゃんと立ち直り、一つひとつ免疫をつけて丈夫になっていく」というのが子どもの「健康」ではないか、つまり波風の立たない静かな状態ではなく、しょっちゅう波風が立つ中を、親子で一つひとつ乗り越えていくというのが、子どもの健康な姿ではないかと思うのです。

ぼくは保育園のころ、よくかぜをひく子でした。保育園の先生から「ヒータン（ぼくのこと）は弱いなあ」と言われたのを覚えています。先生は別にぼくをしかって言ったわけではないのですが、ぼくはなんだか自分がダメな子のような、みなさんに申しわけないような気がしました。子どもをそんな気持ちにさせることは、何も役に立たないし、マイナスの効果しかないと思います。

そうではなく、胸を張って「ぼく、今かぜひいてるの。バイ菌とたたかってまたひとつ強くなるんだよ。だからみんな応援よろしくね」と言えるような（もちろん子どもはそんな言い方はしませんが）サポートをしたいと思うのです。

## おとながしてあげられることは

かぜをくりかえしひくことは避けられないことですし、それを乗りきるのは基本的には子どもが自分の力でやっていくことです。では、おとながしてあげられることはどんなことでしょうか。

① ワクチンで予防すべき病気についてはワクチンを打つこと。どの範囲がワクチンを打つ

べき病気なのかは医者によって多少意見が違ったりしますが。

②病気が重いときにはちゃんとそれに気づいて必要な手を打つこと。

③病気が治るまでの間、なるべく安静に、楽に、過ごせるようにすること。

④ふだんの食事・生活リズム・運動・遊びなど基本的な生活をつくっていくこと。

といったあたりでしょうか。

## 3　ちいさい赤ちゃんはかぜをひかない？

よく「ちいさい赤ちゃんはお母さんの免疫で守られているから、かぜをひかない」と言います。確かにちいさい赤ちゃんは、お母さんの血液の中の抗体が送りこまれていますから、かぜはひきにくくなっています。世間には「絶対にひかない」と思っている人が多いのですが、そうではなく「ひきにくい」だけです。赤ちゃんでも鼻かぜをひいたりすることは、いくらでもあります。

## かぜをうつさないために

生後三か月くらいまでの赤ちゃんは、やはりとても弱い生き物です。だからこそお母さんの免疫の働きで強力に守られているわけですが、それだけに頼るのではなく、二重三重に赤ちゃんを守ってあげる必要があります。

ちいさい赤ちゃんのいる家では、家族もかぜをひかないように体調に気をつける、もしひいたら赤ちゃんになるべく接触しない、人ごみなどにはなるべく連れて行かない、買いものなど必要な場合もなるべく短時間で……といったことに気をつけてほしいと思います。

お父さんがかぜをひいたような場合、有無を言わさず「数日間赤ちゃんのいる部屋には出入り禁止」という処置も可能ですが、問題はお兄ちゃんお姉ちゃんがかぜをひいた場合です。

二人目三人目が生まれたとき、お兄ちゃんお姉ちゃんは三歳前後のことが多いです。さかんにかぜをひく年ごろです。そしてちいさいお兄ちゃんお姉ちゃんは、なぜかかぜをひいたときにかぎって、むやみに赤ちゃんをかわいがってくれたりします。せっかく遊んでくれているときに、なかなか「それやめて」とは言いにくいですね。まあ、うつっても多くの場合は鼻かぜ程度で、たいしたことはなくてすむのですが。

## RSウイルスと百日咳

しかし、中には「絶対にちいさい子にはうつさないで」と、お願いしたい病気があります。その一つはRSウイルスです。これは大きい子やおとながかかるとただの鼻かぜだけれど、二歳以下くらいの子がかかると、気管支炎になりやすいというやっかいなウイルスです。とくにちいさい赤ちゃんがかかると強い呼吸困難を起こすことが少なくないのです。また、RSウイルスの気管支炎にかかった子は、その後喘息《ぜんそく》を起こしやすいとも言われます。

RSウイルスはおもに冬にはやります。気管支炎になると咳がひどく、胸でゼイゼイという音がして、呼吸が苦しくなります。飲みが悪くなったり、不機嫌になったり、落ち着いて寝ていられなかったりという場合は、呼吸が苦しくなっている可能性があります。

さきほどの、お兄ちゃんやお姉ちゃんがかぜをひいた場合の話ですが、RSウイルスのはやる冬場には、鼻かぜ程度でも、「かぜがうつると赤ちゃんがかわいそうだから、かぜが治ってからまた遊んであげてね」と遠慮してもらったほうがいいでしょう。

もう一つは百日咳《ひゃくにちぜき》です。百日咳はワクチンによって、昔に比べるとかかる人は少なくなっていますが、むしろおとなの長引くひどい咳が実は百日咳である場合が、従来考えられていたよりも多いのではないかとも言われています。

百日咳は典型的な場合は、非常に特徴のある咳をします。コンコンコンコンコン……と立て続けに咳が出ます。「けいれんしそうな」という例えをしたりしますが、本当にもう出るものがないくらいに咳が出続け、ようやくこれが止まって息を吸いこむときにヒューと音がします。これをおもに夜中に何回もくりかえすため、朝になると目が腫《は》れぼったくなったり、顔に力が入りすぎて皮下出血が見られたりします。ふつう熱が出ることはなく、昼間は咳も少なく割合元気です。しかし、症状が典型的でないことも多く、診断がつきにくいことがよくあります。

大きい子がふつうにかかっても、ひどい咳が続いてつらいのですが、ちいさい赤ちゃんがかかると、肺炎などの合併症を起こす率が高くなり、また息を止めてしまうという症状が出ることもあるので、ぜひうつしたくないのです。対象の月齢になったらなるべく早くワクチンを打っておきたいですね。

## ちいさい子の熱が出たとき

生後三か月ころまでの赤ちゃんの発熱は、それだけで緊急事態と考えてください。お母さんの免疫で強力に守られている時期の赤ちゃんが熱を出すのは、ただのかぜではない可能性が高くなります。「可能性が高い」とは言っても、半分くらいは軽いかぜです。しかし三か月を過ぎた子どもの場合は熱が出ても多くはかぜですから、「半分がかぜではない重い病気」というのはすごく率が高いのです。

ちいさい赤ちゃんでとくに注意が必要なのは、病気が重くても一見元気よく見える場合があるからです。

月齢がちいさいほど重い病気の可能性は高くなるので、ゼロ～一か月の子が発熱したら、ただちに受診したほうがいいし、二か月くらいで元気もよく、たとえばそれが朝方だったりすれば、「ただちに」ではなく「朝一番で」くらいでいいと思います。

なお、この場合の熱とは三八度以上と考えてください。しかし、赤ちゃんの熱を正確にはかるのはなかなかむずかしいことです。デジタルの体温計は高めに出ることがあります。さわってもそんなに熱いと感じないなら、はかりなおしてみてください（水銀計ならより正確です）。部屋が暑くて一時的に高くなってしまうこともあります。こういう場合は、ちょっと涼しくしてからはかりなおしてみましょう。

## 4 かぜのときのお風呂と安静

三歳のゆうかちゃんが、咳と鼻水で診察に来ました。一週間前にも熱と咳が出てやってきたばかりです。お母さんは「かぜが治ってきたようだったので、きのうついお風呂に入れちゃったんです」と、ずいぶん「反省」しているようです。でもぼくは逆に「えー、きのうまでずっとお風呂がまんしてたの?」と聞きかえしました。

## かぜのとき、お風呂はいけない?

「かぜのときにお風呂に入れてはいけない」と思っている人はけっこう多く、ゆうかちゃんの場合のように、家族みんなが「しっかり治らないうちにお風呂に入れるとかぜがぶり返す」と信じてしまって、半月くらいお風呂に入れてもらえない子がいたりします。とくにおじいちゃんおばあちゃんと同居している家では、その傾向があるように思います。お風呂の何がかぜにいけないのでしょうか?

お風呂に入るということはけっこうエネルギーを使うことです。子どもが消耗《しょうもう》しているときには、よけいに消耗させることになりますから、避けたほうがいいと思います。たとえばとてもだるいとか、四〇度の高熱とかいった場合ですね。でも、子どもは三八度くらいあってもまるで元気ということもあります。それなら入ってもいいでしょう。長湯をしてくたびれないように注意して、ですが。

もうひとつよく言われるのは「湯ざめをするといけない」ということです。

しかしこれに関しては、昔と今とではずいぶん状況が違います。

五〇～六〇年前を考えると、風呂に入るというのは、都市部では銭湯に行くという場合が多く、また家に風呂があっても、基本的に冬場は家の中も寒いのがふつうだったと思われます。

ですから、冬場はお風呂で温まってもそのあとはかなり冷えるという前提で入れなくてはいけないということになるし、そうすると「かぜのときのお風呂はかなり慎重に」となるのは無理のないことだったでしょう。

でも今では多くの場合、冬でも家の中は暖かく、お風呂のあとに非常に冷えるという状況にはなりにくいと思います。

ぼくは「かぜをひいていても、熱があっても、本人が元気で入りたければ、サッと入るのはいいですよ」と言っています。とくに夏場で汗をよくかく場合など、汗でべたべたしたままでいるより、汗を流してさっぱりしたほうが気持ちよく休めていいと思います。

## 「垢で死にゃあせん」

さて、おばあちゃんが「垢《あか》で死にゃあせん」と言ってお風呂に入れることを認めてくれないことから、お母さんとおばあちゃんとの間でバトル（?）が繰りひろげられることがあります。

おばあちゃんからすれば、「かぜのときにお風呂に入れない」というのは昔からの「常識」。ましてや元気とはいえ熱が出ている子どもをお風呂に入れるなんて、信じがたいことかもしれません。一方、お母さんのほうはぼくの説明をすんなり理解してくれて「なるべくなら入れてあげたい」と考えます。

そういうとき、ぼくはこんなふうにお話しすることもあります。「おばあちゃんの言う『垢で死にゃあせん』というのも確かですね。今くらいの元気があればお風呂に入ったほうがいいと思うけれど、どうしても入れないといけないわけではないなら、ここはおばあちゃんの顔を立てておくのもいいかもしれませんね」

でも、「おばあちゃんを説得して、ぜひお風呂に入れてください」と言うこともあります。それは、あせも・アトピー・おむつかぶれなどがひどくて、一日お風呂に入らないだけでかゆくてどうしようもなくなってしまうような場合や、ゆうかちゃんの例のように、慎重になりすぎて、元気なのに一週間も二週間もずっと入っていないような場合です。

## 安静ってどういうこと？

「少し元気になると、いい子で寝ていないのでちっともよくなりません」という愚痴《ぐち》をお母さんから聞くこともよくあります。では、少し元気になっても「ぼくかぜだから」と言って遊んだりせずにいい子で寝ている子がいるかというと、たぶんいないでしょうね。少しでも元気になれば遊びたくなるのがふつうです。

体調が悪いときの対処として、安静は基本です。安静というと「お布団で横になっている」というイメージをもつ方が多いと思いますし、おとなの場合はだいたいそのとおりですが、子どもの場合は少し違います。「よけいなエネルギーを使わず楽に過ごすこと」とでも言ったらいいでしょうか。

保育園でみんなで遊んでいると楽しくて、疲れているのに元気な子たちのペースでやりすぎてしまったりします。家で自分のペースで遊んでいるのなら、少し疲れてくるとおとなしい遊びに変わったり、だるくなって眠ったりといった調節を自然に行っていることが多いので、その範囲なら自由に過ごさせるのがいいと思います。

## 「お外はいいですか?」

「外で遊んでもいいですか?」とよく聞かれます。う〜ん外か。ちょっと悩みますね。外に出るとやはり運動量は増えるし、日光に当たって暑かったり、急に冷えて寒かったりといった気候の影響も受けやすくなります。だから、いちおう家の中でなるべくおとなしく過ごすといったあたりが無難《ぶなん》でしょう。

「この子は外が好きで、一日中家の中にいるとストレスがたまってどうしようもないんです」と言うお母さんもいます。「よけいなエネルギーを使わずに楽に過ごす」ということができればよいのですから、たとえばちょっと散歩して気がすむなら、それもいいでしょうね。

でも中には「外に出たら二時間は遊ばないと帰らない」という子もいます。一歩外に出ることで、気持ちが「外遊びモード」になってしまうんでしょうね。そういう場合は「かぜのときは、外はだめ」という形で線を引くしかないのだと思います。

# 5　予防接種

## 予防接種後の死亡

二〇一一年三月、ヒブ・肺炎球菌などのワクチン同時接種後に死亡した例があいついで報告され、ヒブ・肺炎球菌ワクチン接種が一時中止になりました。その後、専門家による検討で「安全上の懸念《けねん》はない」という結論になり、四月一日から接種は再開されました。しかし、このことで予防接種に不安を感じた方も多かったでしょう。

そのころ、ヒブ・肺炎球菌ワクチンは、日本ではまだ耳慣れない「新しいワクチン」だったので、よけいにそう感じられただろうと思います。でもそれは日本のワクチン行政が大変遅れているためであって、世界の多くの国では以前から当然やるべきものとされてきたワクチンです。

そして外国でもワクチン接種後の死亡例は報告されています。その原因の多くは感染症や乳幼児突然死症候群によるものであり、ワクチンとの因果関係があるとされるものはありません。

乳幼児突然死症候群は、赤ちゃんが原因不明の突然死をするものですが、日本では年間に一五〇人程度がこれと診断されています。つまり日本全国で二日に一人くらい発生があり、その多くは生後二か月から六か月の子です。これはちょうどヒブ・肺炎球菌を接種する月齢です。たまたま接種したあとに乳幼児突然死症候群になる子は、ある程度は必ず発生するということになります。またかぜなどのウイルスがたまたま心臓などの重い合併症を起こして死亡に至るといったことも、率は少ないにしても起こります。

## ワクチンの安全性とは？

「じゃあ、ワクチンは一〇〇%安全と言い切れますか？」と聞かれることがあります。残念ながら医療には「絶対安全」ということはないのです。ヒブワクチンは今までに世界で二億接種くらいが行われていて、ワクチンが原因での死亡など重大な副反応とされたものはありませんが、二億一回目の接種で重大な副反応が起こる可能性が絶対にないとはいえません。

でも一方、ワクチンを打たなかった場合にはどうなるでしょうか。細菌性髄膜炎は今まで日本全国で年間に六〇〇人くらいがかかり、そのうち五%が死亡、二〇%程度に後遺症が残りました。「もしかしたらあるかもしれない重大な副反応」への不安のために、子どもを「確実に発生する重大な病気」の危険にさらすことは、ぜひ避けたいと思うのです。

## 同時接種はどうなのか？

「同時接種」も日本ではなじみがうすいので、不安に感じるのも無理はないと思います。でも、これもまた世界では以前からごくふつうに行われてきました。外国では八種・九種の同時接種もふつうに行われています。

日本でも、四種混合は百日咳・ジフテリア・破傷風《はしょうふう》・ポリオの同時接種だし、MRは麻疹《はしか》・風疹の同時接種ですから、あまり意識はしなかったでしょうけれど、同時接種はふつうに行われてきたのです。

もちろん「安全だとしても、四混・ヒブ・肺炎球菌を一度に打って三回も泣かせるのはかわいそう」と感じる方も多いでしょう。外国には「六種混合ワクチン（四種混合＋ヒブ＋B型肝炎）」などもあります。日本でも、早くそうしたワクチンが使えるようになるといいですね。

同時接種のメリットは、何回も病院に通わなくていいということもありますが、子ども自身にとって、早く免疫をつけ、重い病気にかかる危険性を減らすことができるということが一番です。四混・ヒブ・肺炎球菌を別々に打つと、月に三回は打たなくてはなりません。途中で体調が悪くなったりするとスケジュール全体がどんどん延びていってしまったりします。というわけで、ぜひ同時接種をおすすめします。

# 3

# 子どもの病気と薬

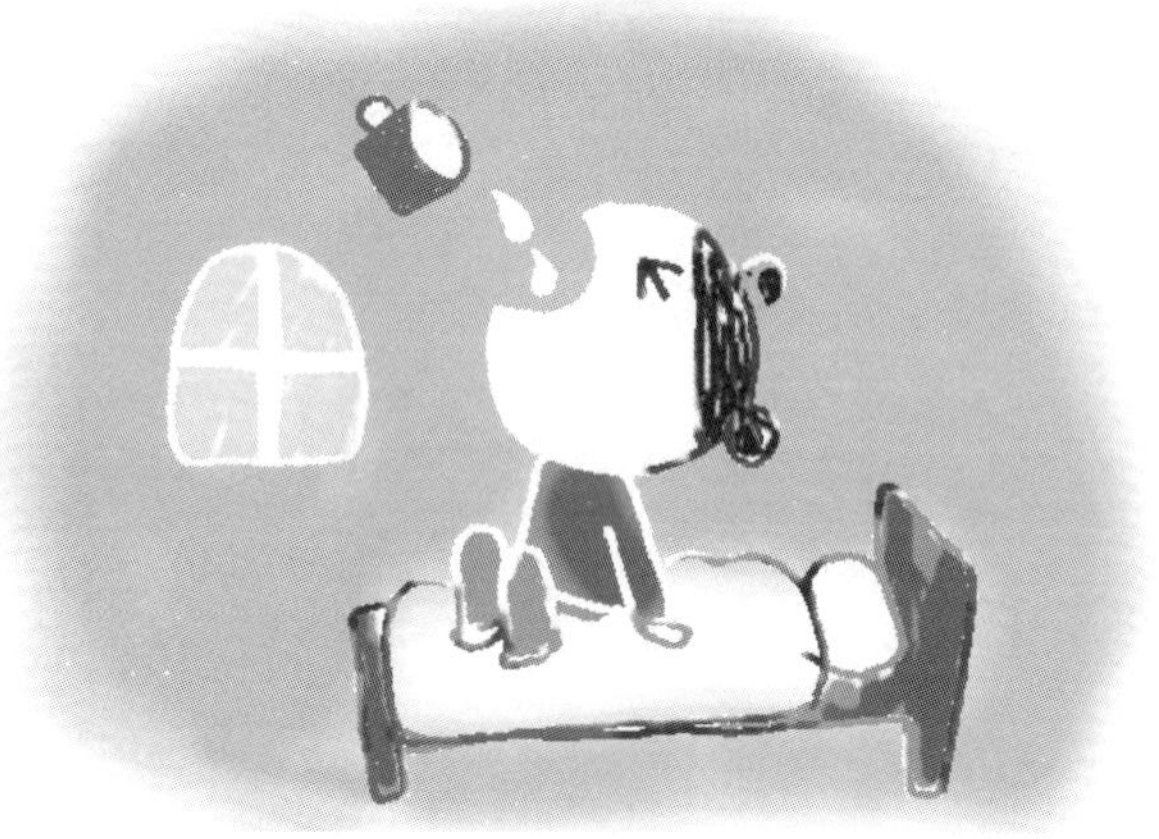

# 1　抗生物質はどんな薬？

抗生物質（抗生剤・抗菌薬とも言います）はたいへん誤解が多く、またこれをどう使うか重要な課題となっている薬でもあります。

抗生物質は、細菌をやっつける薬で、ウイルスには効きません。細菌とウイルスはなんとなく同じようなものと思っている人が多いですが、実はまったく別のものです。ごくおおざっぱに言うと、ウイルスによる病気の多くは軽いものが多く、ほとんどは自力で治っていきます。一方細菌による病気は、重くなる場合があり、抗生物質を適切に使うことで治すことができることが多いのです。

子どものかぜの八～九割はウイルスが原因ですから、かぜに対して抗生物質を使うことは多くの場合意味がありません。

抗生物質を使っていると、抗生物質の効かない菌（耐性菌）が増えてきます。最近、耐性菌が増えているために、本当に抗生物質が必要なときに効かなくて困るという事態が広がっています。日本は世界でも突出して抗生物質を使いすぎているため、耐性菌の増加が激しいのです。

## 耐性菌が増えている

## どうして抗生物質を使いすぎるのか？

戦後すぐに登場した抗生物質は、重症の細菌性肺炎など、昔は治《なお》しようがなかった病気を、一気に治してしまいました。「なんでも治す夢の薬」のように受けとめられたのは無理もないと思います。子どもが熱を出し抗生物質が処方され熱が下がる、ということを繰りかえしていると（その多くは自力で治ったのだとしても）医師も患者も「抗生物質を飲んだから治った」と考えてしまうようになります。こうして「抗生物質を使わないと治らない」という誤解が広く普及してしまったのだと思います。

扁桃炎《へんとうえん》の多くはウイルス性ですが、真っ赤にはれて膿《うみ》のべったりついた扁桃を見て抗生物質を処方しないというのは、医師にとってなかなか勇気のいることですし、ウイルス性の扁桃炎は熱が長引くことが多いので、よけい心配になってしまいます。

一番は私たち医師が、このことにきちんと対処しなくてはいけないのだと思います。医師のなかでは抗生物質をもっと厳密に、本当に必要なときだけ使おうという考えが広まっています。私自身もそうした考えに学んで、自分の医療のあり方をだんだん変え、抗生物質を出すことは少なくなってきました。

でも、患者さんの中には「抗生物質が出ない＝ちゃんと診てもらえなかった」と思ってしまう方もいます。患者さんからすれば今までそういうものだと思っていたわけですから、無理のない話です。そうすると、「そもそも抗生物質とは何か」といった説明をしなくてはいけません。ほかの患者さんを待たせて話をするより、抗生物質を出してしまうほうが手っ取り早いのです。日本では、少ない医師がたくさんの患者さんを診察しなくてはならないという医師不足も背景にあります。

また、ヒブ・肺炎球菌ワクチンが最近まで定期接種化されていなかったことも関連しています。細菌性髄膜炎《ずいまくえん》は早期診断がむずかしいので、医師は「もし細菌性髄膜炎だったらいやだなあ」と考えて「念のために抗生物質を出しておこう」ということになってしまう場合もあったのです。

もし細菌性髄膜炎だったら抗生物質は点滴で大量に使う必要があります。飲み薬で出したから髄膜炎にならないということはなく、むしろ抗生物質を出したほうが診断の遅れる場合が多いのですが、そう考えてしまう医師は少なくありませんでした。

こうして抗生物質を使いすぎるので耐性菌が増え、本当に必要なときには効かないという大

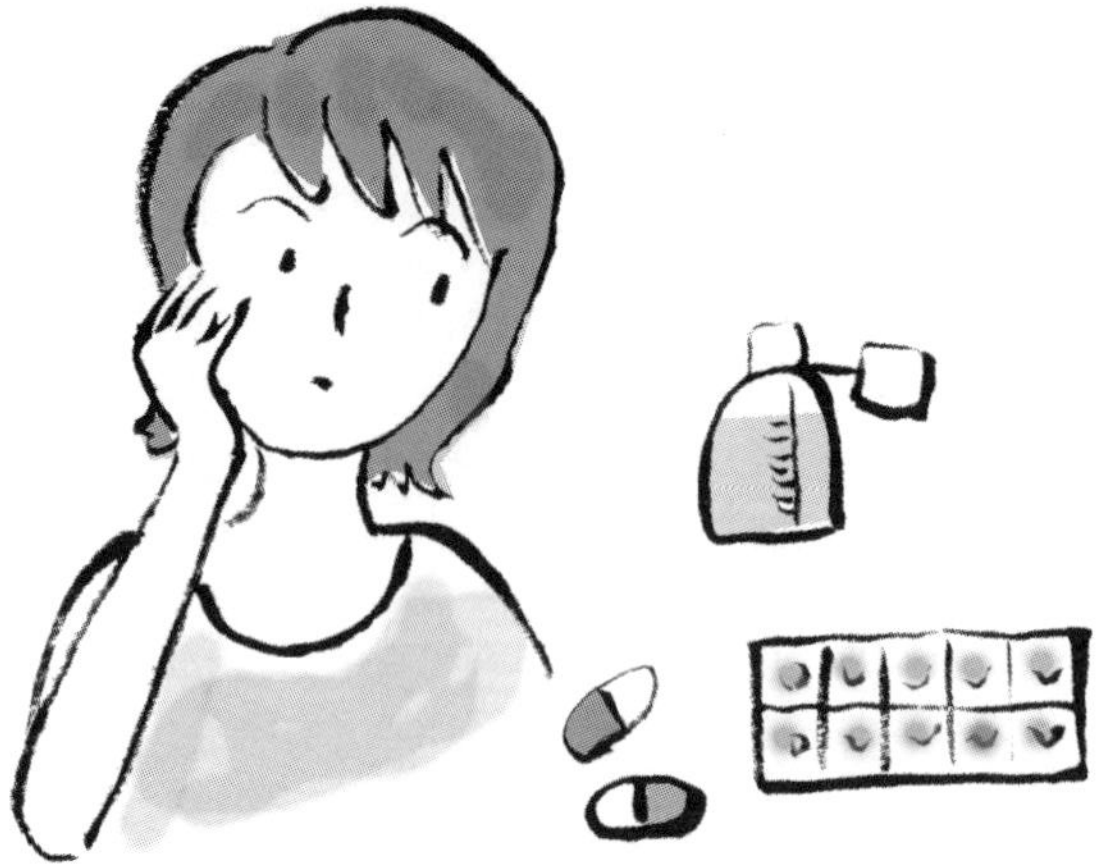

変皮肉な事態になっているのです。ヒブ・肺炎球菌ワクチンが確実に接種されるようになると、これらの菌による重症な病気は激減すると予想されます。今後は抗生物質の使用はいっそう厳密に考えていく必要があります。

## 抗生物質を使うときは

このような話をすると「抗生物質は絶対使ってはいけない」と受けとられる場合がありますが、そうではありません。なんとなく使うのはやめようということです。

では、どんなときが必要なときなのか。その判断はなかなかむずかしく、そのときどき一人ひとりにあった形で判断するしかありません。

一方「熱の高いときだけ飲んだ」「よくなってきたので一日三回の薬を二回に減らした」といった話を聞くことがありますが、こういう中途半端な飲み方はかえって耐性菌を作りやすいのです。

また、「夜中に熱が出たので前回の残りの抗生物質を一回飲ませた」ということもあります。これはぜひやめてください。抗生物質を使ってしまうことで、検査をしても原因菌が検出できなくなる場合があります。

## 2 薬はなんのために飲むの？

それでは、抗生物質以外の薬はなんのために飲むのでしょうか。

### 根治療法と対症療法

治療法には大きく分けて、根治《こんち》療法と対症療法の二通りがあります。根治療法とは根本的に病気の原因を取り除く治療法です。癌《がん》を全部手術で取ってしまうのもそうです。子どもによくある病気でいうと抗生物質が根治療法の薬にあたります。

これに対して、対症療法は症状を和らげて楽にしてあげる治療です。

## 「効いた」とは?

「効《き》いたよね、早めの○○○○」というコマーシャルがあります。この場合の「効いた」とはどういう意味でしょうか。「早めの○○○○」の成分は、解熱鎮痛剤・咳《せき》止め・鼻水止めなど。つまり症状を和らげる対症療法の薬です。ウイルスをやっつけてかぜを治すという仕事は、自分でやったのだけれど、これを飲むことで症状が軽くなって楽に過ごせたねというのがこの場合の「効いた」の意味なのです。かぜが治るまでの期間(人間がウイルスとの戦いに要する期間)は、ウイルスによってだいたい決まっています。対症療法薬を早く飲んだからといって、この期間を短くすることはできません。症状がとても軽くなって「早く治った」と感じる方もいるでしょうけれど。

## かぜの症状はなぜ現れる?

では、咳・鼻水・下痢・嘔吐《おうと》といったかぜの症状はなぜ現れるのでしょうか。「熱はからだを守るために出ているのだから、むやみに下げないほうがいい」とお話ししましたが、それと同じように、熱以外の症状にも、それぞれ意味があり、むやみに症状を抑えればいいというものではありません。
よくある症状についてみていきましょう。

**咳**

のどや気管支に入り込んだ異物や痰《たん》を除去する働きです。寝たきりのお年寄りや未熟児などでは、咳があまりできず痰がたまって具合が悪くなることもあります。咳は非常に大事な反応であり、そういう意味で咳はむやみに止めないほうがいいのです。「咳止め」と言って出される薬もあまり強力なものではなく、むしろ痰の切れをよくしてスムーズに痰を排除し結果として早く症状が落ち着くようにするものであったりします。でも、あまり咳がひどくて眠れないような場合は、一時的にしっかり咳を抑える薬を使うこともあります。
ただし喘息《ぜんそく》の場合は、気管支が過敏になって必要以上に咳が出てしまいますので、しっかり鎮《しず》めてあげる必要があります。

**鼻水**

鼻の粘膜は常に粘液で湿っています。ここにウイルスが入り込んで炎症を引き起こすと、粘液が多くなって鼻水となります。からだを守る反応の一環ですので、薬で完全に抑えることはむずかしいのですが、薬を飲んだほうが楽に過ごせるなら飲みましょう。

**下痢**

おなかのかぜ（ウイルス性胃腸炎）や食中毒などのときの下痢も、腸に入り込んだウイルスや細菌を早く出そうとしているのですから、強力な下痢止めはふつう使いません。整腸剤などが主です。整腸剤とは、もともと腸の中にいてからだにいい働きをしている菌を薬にしたものです。だからこれを飲んだからといってすぐに下痢が止まるようなものではありません。治療の中心は水分や食事の取り方に気をつけること。もしそれでもひどい下痢で脱水になってしまうときは点滴をする場合もあります。

### 嘔吐

同じく、嘔吐も胃に入ったウイルスや細菌を排除しようという意味があります。多くの場合は数時間から半日程度でおさまっていくものです。しかし、嘔吐が続いて脱水になる場合もあり、吐き気止めを使うこともあります。また嘔吐が続く場合は、胃腸炎以外の病気の可能性も検討する必要がありますから、吐き気止めは基本的には医師の診察を受けたうえで使う薬と考えたほうがいいでしょう。

## 薬がないと不安？

そういうわけですから、かぜのときに本当に薬が必要な場面は、実はけっこう限られることになります。ぼくは診察のあとで「今日は薬はありません」と言うことがよくありますし、おなじみのお母さんは、にっこりして「はい、わかりました」と帰っていかれます。でも初めてのお母さんだと「かぜ薬はもらえないんですか？」と心配そうに聞くこともあります。お母さんは納得してくれたけど「薬をもらわないとおばあちゃんに怒られる」ということもあります。

気持ちはよくわかります。「かぜをひいたらかぜ薬を飲む」という文化になじんだ方たちにとっては、薬がないと不安なのですよね。いろいろ説明をしたうえで、「それでもないと不安」という方には薬を出したりもしますが、薬は必要性をよく考えて使うという文化に変えていきたいものです。

## 3 薬、いつ飲ませる？ どうやって飲ませる？

### 食前？ 食後？ 寝る前？

薬を飲むタイミングとして「食前」「食後」などの指示をされます。薬によっては、空腹で飲むと胃が荒れるのでぜひ食後のほうがいいものや、食前でないと意味がないものもありますが、子どもの薬ではそういうことは少なく、習慣でそうしている場合が多いのです。

ちいさい子は、おなかがすいているときのほうが薬を飲んでくれやすいので、私は「二歳までは食前、三歳からは食後」としています。単に私が「まあ、そんなとこでいいんじゃない？」と思っているだけの話で、たぶん医師によって違うと思います。処方箋にはいつ飲むかの指示を書かないといけないので、そうした指定をしますが、本当は「食事の前後でなくてもいいし、時間がずれてもいいから、とにかく三回飲んでね」というつもりのことが多いのです。しかし「食前」と書いてあると「その通りにしなくては」と思う方が多く、薬を飲む前にご飯を食べてしまうと「しまった、食べちゃった」と飲ませなかったり、「食後」と書いてあると「ご飯を食べなかったので飲ませませんでした」となってしまったりします。

「保育園ではお昼の薬を飲ませてもらえないので二回にしてください」と言われることもあります。一日二回でかまわないものもありますが、三回が譲れないこともあります。昼の分は四時ころ家に帰ってから飲んで、夜の分はちょっと遅めに飲むという形でかまわない場合もあります。

困るのは自主的（？）に二回に減らして飲ませる人がときどきいること。効果が少々落ちるだけのこともありますが、抗生物質の場合、効果はでないし耐性菌ができやすくなるという困ったことになったりします。

「寝る前」の薬というのもあります。お布団に入る直前に飲ませようと思って「飲まなきゃね」と、夕方からずっと言っていたのに気がついたらもう寝てたということがよくあるのです。これも薬によって違いますが、寝る直前ではなくもう少し早い時間、たとえば八時ころにでもしておけば、その時間に忘れても寝る前までに思いだす確率は高くなります。

どの程度厳密に指示を守る必要があるのかは、薬によっても違います。医師に確認してみてください。

## 薬の優先順位は?

薬の苦手な子も多いですね。飲ませるためのあの手この手の前に、まずは「その薬は本当に必要なのか」を相談してみましょう。たとえば軽い肺炎で熱と咳《せき》が出ているといった場合、私は「抗生物質は必ず飲んでもらわないといけないな。咳は今はそれほどでもないけど、これからひどくなりそうだから咳と痰《たん》の薬も必要だ。便が少しやわらかめと言っていたな、整腸剤はなくてもいいけど、もっとやわらかくなったときにまた薬をもらいに来るのも大変だから一応出しておくか。解熱剤は座薬でもいいけど、下痢になると入れても出ちゃうから粉薬にしておこう」といったことを考えていたりします。薬には優先順位があるのです。なるべくそれをお話しするようにしていますが、忙しいと「じゃあ、お薬出しておきますね」だけになることもあります。

「お薬は全部飲まなくてはいけないもの」と思っている人も多く、大量の薬を飲ませようとして結局全部飲めなかったりします。こうした場合は医師に「この子は薬が嫌いなので、なるべく必要最低限にしたい」と率直に話すのがいいと思います。そう言ってもらえれば「じゃあ、今は抗生物質だけ飲んでください。ほかの薬は症状がひどくなったときに飲めたら飲むくらいでいいです」といった説明ができます。

## 粉？ シロップ？ 錠剤？

シロップは一回分の量がおおざっぱになりやすくこぼしやすいという面もあり、またジュースと思って一本全部飲んでしまうという事故もありうるので、注意が必要なのですが、「粉はダメだけどシロップなら飲める」という子はそのようにお願いするのがいいでしょう。錠剤が飲めるようになるのは小学校くらいからの場合が多いですが、四、五歳でも平気で飲める子もいます（でも薬の量として適当なものがないことが多いですが）。

## 何かに混ぜる？

ちいさい赤ちゃんなら少しの水で練って団子にして、ほっぺの内側か上あごにぬりつけ、その後水やおっぱいを飲ませるというやり方で飲ませられることが多いです。団子にするコツは「ちょっと少なすぎじゃない？」というくらいの水で練ることです。団子にならなくても指先につくくらいの状態になればＯＫです。

何かに混《ま》ぜて飲ませる・食べさせる方法としては、ジュースに混ぜる（これを凍らせてシャーベットにして食べるという手もあります）、オブラートに包む（薬局で売っているゼリー状のオブラートでコーティングしてつるんと食べるという手もあります）、プリンやヨーグルトにふ

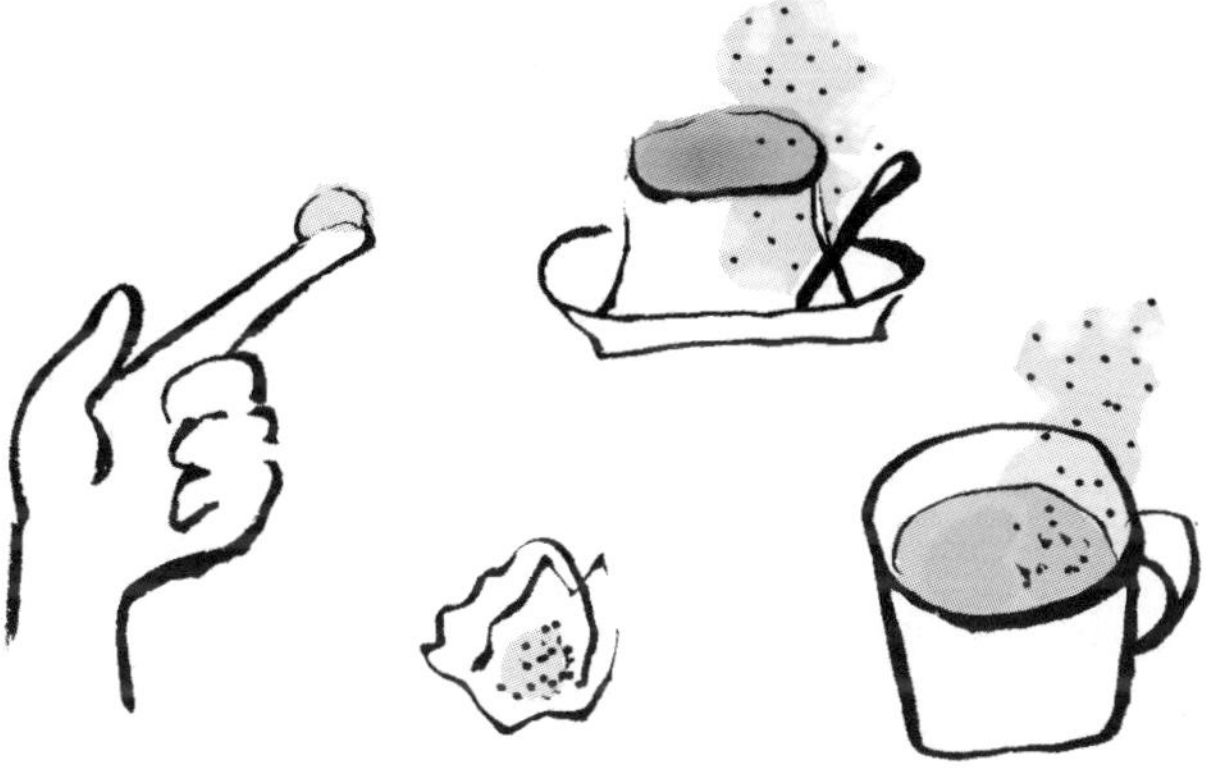

りかける、チョコレートシロップやジャムに混ぜるなどなど。

　赤ちゃんの場合ミルクに混ぜるのはおすすめしません。それでうまく飲める子もいるのですが、わずかな味の変化に気がついてミルクを飲まなくなってしまう子もいて、主食を嫌がるようになるのは困ります。混ぜるものは「もし嫌いになったらしばらく与えなくてもかまわないもの」にしたほうがいいでしょう。また、薬によっては「ジュースに混ぜるとかえって苦くなる」というものもありますから、ご注意を。

　しかし、こうした「何かでごまかす」路線はすぐ見破られて、次からは飲んでくれなくなることも多いのです。「おいしくないけど、これ飲んで早くよくなろうね」と子どもにわかる形で説明し、飲んだら「がんばったね」とほめてあげるという正攻法でいけると一番いいですが。その子にあわせていろいろ試してみてください。

# 4 副作用かなと思ったら

薬を使うときには「副作用があるかもしれない」ということを一応承知していてください。「だれに対しても絶対に副作用のない、一〇〇％安全な薬」というものはありません。薬を使うということは「副作用が出るかもしれない可能性と、薬を使うことでよくなる可能性とを比べて、使ったほうが本人にとってメリットが大きいと考えられる場合には使う」ということです。

子どもに使う薬は、安全性の高いものが選ばれているので、重大な副作用が起こることはめったにありませんが、それでもゼロではないのです。

「副作用」ということばは、とてもこわいイメージで受けとめられることも多いのですが、いろいろなものがあります。少し便がやわらかめになるとか、ちょっと眠くなるとか、ごく軽い、たいして支障《ししょう》のないものもあります（逆に「よく眠れて助かります」と言われることもあります）。

こわいものとしては、アナフィラキシーと呼ばれる激しいアレルギー反応があります。また肝臓や血液に影響するとか、吐き気やだるさのように本人にとってつらいものもあります。「副作用かな?」と思ったら、どの薬を飲んだときに起こったことなのかがわかるようにして受診してください。症状が激しいときは大至急。さほどでないなら翌日。まずは電話で相談でもいいでしょう。

## かぜ薬で蕁麻疹?

母「この子はかぜ薬で蕁麻疹《じんましん》が出たことがあります」
ぼく「薬の名前がわかりますか?」
母「さあ……、オレンジ色の粉薬でしたけど。救急病院に行ったら『薬のせいかもしれない』って言われました」
ぼく「それを出してくれた先生のところには行きました?」
母「お父さんが『あそこの薬は強いから行くな』っていうので、こちらに来ました」
ぼく「薬はまだ持っていますか?」
母「こわいので全部捨てちゃいました」
う〜ん困った。「かぜ薬」ってなんでしょう? 咳どめ? 解熱剤? 抗生物質をかぜ薬と言う人もいます。

こうした場合、どうするのがいいのでしょう。

まずは、その薬を処方した医療機関に相談することをおすすめします。「あそこの薬は強い」などとよく言いますが、実際にはどこでも同じような薬を使っていることが多いのです。また、「クレームつけるみたいでいやだ」と思うかもしれませんが、「この子にこの薬は合わない」という重要な医学情報ですから、ぜひ教えてほしいのです。多くの医師はきちんと聞いてくれると思います。

## 副作用の判断はむずかしい

医師に相談してみたけれど、「副作用の可能性はあります」といった歯切れの悪い返事しか返ってこないこともあります。実は、副作用なのかどうかの判断はなかなかむずかしいことが多いのです。同じ薬を飲むと毎回必ず同じ症状が出るならきっと副作用でしょう。だからもう一回飲んでみればわかるのですが、症状が激しい場合、もう一度飲むのは危険です。そういったことも考慮して今後どうしたらいいかをよく相談しておく必要があるのです。「確実とは言えないが、副作用の可能性が高いからこの薬はもう飲まないことにしましょう」といった方向が出るかもしれません。

それから、その薬がなんだったかわかるようにしておいてください。医療関係者でもなければ薬の名前をはっきり覚えておくのは無理ですから、必ず何かに書いておきましょう。三種類飲んでいたのでどれだかわからないといった場合も多いのですが、たとえば「咳どめの○○、解熱剤の××、抗生物質の△△を飲んだときに蕁麻疹《じんましん》が出た」ということがわかっていれば、それ以外の薬を出すこともできます。「かぜ薬で蕁麻疹が出ました」というだけの情報では何も処方できないのです。

## お薬手帳を持ちましょう

しかし、メモした紙はたいていなくします。「お薬手帳」を持つことをおすすめします。薬局で言えばくれます。薬をもらうたびに処方内容のシールを貼ってくれるので、その子の薬に関する情報はその一冊にすべて記録されていることになります。母子手帳とセットにして、受診には必ず持っていきましょう。

喘息・てんかん・アトピーなど慢性の病気で薬を継続して飲んでいるような子が「旅先で薬が切れてしまったのでください」といったこともときどきあります。この場合は薬の名前だけではなく量も知りたいのですが、お薬手帳があればちゃんとわかります。

## 副作用だからしょうがない？

中には眠気とか吐き気で生活に支障があるのに、「副作用だからしょうがないと思っていた」という人もいます。とくにアレルギーやてんかんの薬には眠気を催しやすいものが多いのです。医師は、「副作用が出ても飲み続けなさい」ではなく、「副作用がないように（あるいは問題ない程度に）調整しますから、何かあったら言ってください」というつもりで処方している場合が多いのです。

軽い眠気などは家では目立たないけれど、保育園では「いつもの元気がなくてだるそう」という形で表れることがあります。そういう情報はぜひ知りたいと思います。

# 4

# じょうずな医者のかかり方

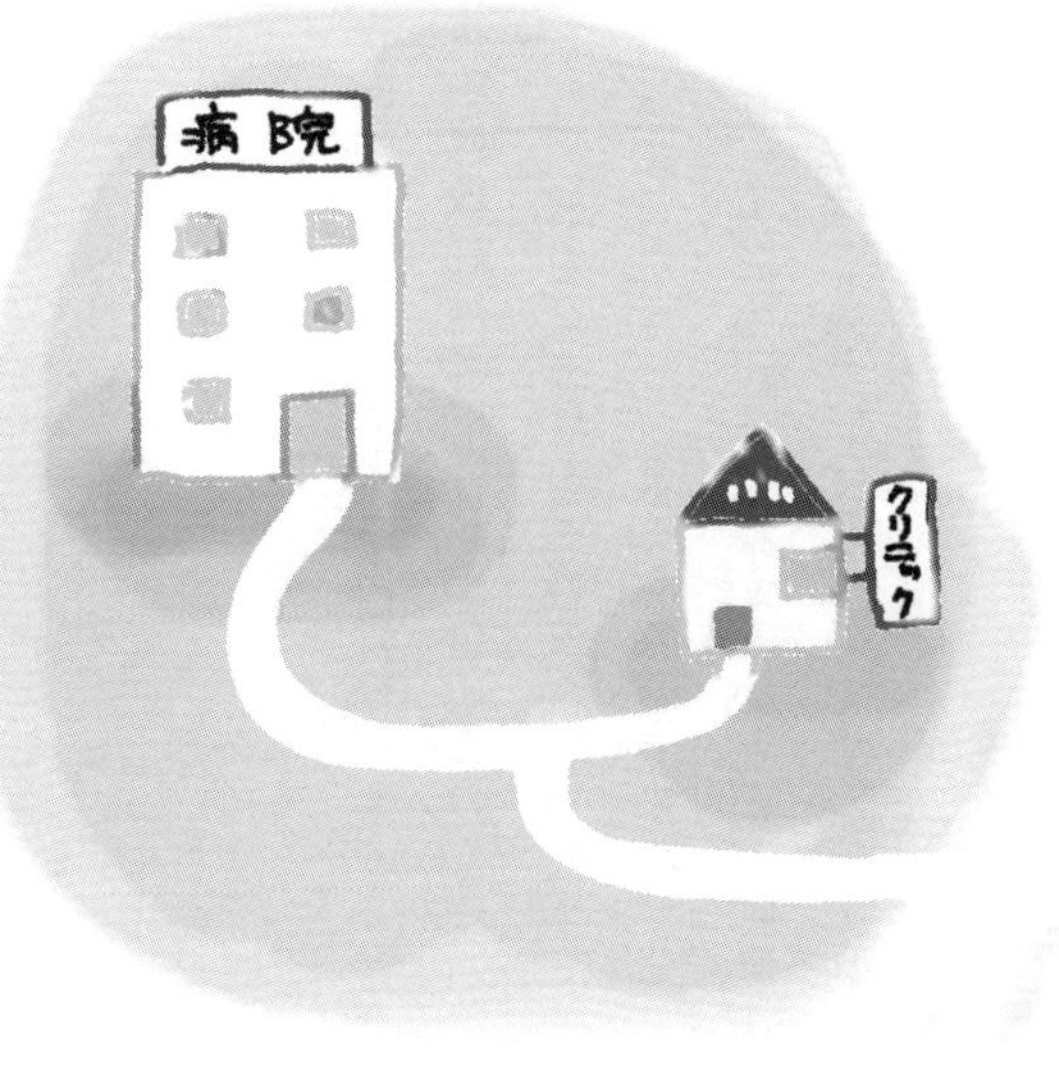

## 1 緊急性の判断

お母さんたちとの勉強会で必ず出る質問に、「夜間や休日にお医者さんに行くタイミングを教えてください」というものがあります。「一回夜中に救急病院に行ったら『このくらいで夜中に来ないで』って言われちゃって、次のときに二～三日してかかりつけ医に行ったら『どうしてこんなになるまで放っておいたんだ』って怒られました」……よくある話ですね。

休日夜間の受診については緊急性の判断が必要です。もちろん、意識がないとか、呼吸が止まったとか明らかな緊急事態のときはすぐに救急車を呼ばないといけないのですが、それほどではなくてどうしようか迷うことも多いですね。

### 全身状態はどうか？

どんな症状かという以前に「全身状態」の判断が重要です。おおざっぱに見てかなり具合が悪そうなのか、まあさほどでもないのか、です。具体的に言うと、ぐったりしている、顔色が悪い、赤ちゃんならおっぱいを吸う力がひどく弱いといったことになります。

「ぐったり」ということばは、使う人によって意味あいが違います。お母さんたちはふだん元気な子がだるそうでおとなしく寝ていると「ぐったりしてる」と言いますが、小児科医の言う「ぐったり」は、その程度ではありません。子どものいやがること（のどを見るとか注射とか）をしても抵抗する元気がないとか、泣き声が弱々しいとかいうほどの状態です。こうなると表情はうつろで、目に生気がありません。もしかしたら意識状態が悪いかもしれませんから、名前を呼んで反応するかどうか確かめてみましょう。

顔色が悪いというのも、実際に見たことがないとイメージできないと思いますが、頰《ほお》の赤みがなく青白い感じになります。ただし吐き気のあるときは、たいてい一時的に顔色は悪くなりますから、顔色が悪かったら即全身状態が悪いというわけではありません。

診察室では、医師はまず顔を見て全身状態を判断します。多くの親も自然にその判断をしているはずです。全身状態が悪ければ、大至急受診してください。

赤ちゃんのおっぱいの飲み具合については、飲む元気はあるのに鼻が詰まってうまく飲めないという場合もありますが、こういう場合、たいてい泣き声は元気で顔色もいいので区別はつくと思います。ただしどんな理由であれ、哺乳《ほにゅう》量が非常に少ない状態が続くと脱水になりますから、そうであれば（大至急ではないけれど）受診は必要になりますね。

## 脱水になっていないか？

泣いても涙が出ない、口の中（舌など）が渇《かわ》く、あるいは唾液《だえき》が少なくてざらつく感じになる、おしっこが半日以上出ないといった状態であれば、脱水になっている可能性が高いですから早く受診してください。強い脱水になると全身状態も悪くなってくるのがふつうです。医師は、こうした点だけではなく、水分がどのくらいとれているか、嘔吐《おうと》や下痢の程度はどうかといったこともあわせて判断します。

## 呼吸困難ではないか？

とくに咳《せき》がひどい場合、肺炎・気管支炎・喉頭炎《こうとうえん》・喘息《ぜんそく》などで呼吸困難になっていることがあります。眠れないほどの呼吸困難は至急受診してください。「眠れない」といっても「夜中に何回かせきこんで起きるけど、トントンしてるとまた眠れる」という程度ならあわてる必要はありません。でも、ふとんの上に座りこんで肩で息をしていて横になれないといった状態が続く場合は、朝までそのままにはしないでください。

全身状態がよく、脱水もなく、呼吸困難でもなければ、ほかにいろいろ症状があっても緊急ではない場合がほとんどです。夜中に大急ぎで救急病院に走るのではなく、ようすをみていいでしょう。

## 判断できるようになるためには

しかし子育て初心者のお父さんお母さんが、初めからこうしたことを判断できるわけではありません。「ぐったり」とか「顔色が悪い」とかいう状態も、実際に経験してみないとわからないと思います。どうやったらわかるようになるかといえば、その状態をだれかにいっしょにみてもらって「このくらいならだいじょうぶ」とか「ぐったりしてますね」と教えてもらうという形が一番でしょう。ではだれにみてもらうか。三世代同居でおばあちゃんがベテラン保育士だとか、隣に先輩ママがいるとかいえば頼りになりますが、なかなかそうはいきません。

小児医療は本来そうした場合の親の教育機能も担《にな》っており、熱心に取りくんでいる小児科医もたくさんいます。しかし時間外に「いつでも教えてあげるからおいで」と言えるだけの体制がありません。

とくに地域中核病院の小児科に、時間外の患者が集中して小児科医が疲弊《ひへい》してやめてしまい、残った小児科医がますます疲れ果てるといった状況があります。私も含め多くの医師は、過労死基準を超えた労働をしています。

根本的には日本の医者不足の解消が必要で、少しずつそういう方向になってきてはいますが、すぐには解決しません。地域の小児科医を過労死させないことは、子どもたちの健康を守るうえでも重要なことです。

## 初めのうちは「迷うならかかっておく」

子どもは、昼間より夜のほうが熱が上がったり具合が悪くなったりすることがよくあります。昼間ずっと「受診したほうがいいかなあ」と迷っていて、深夜になって熱が三九度を超えたのでいよいよ心配になって受診したといったことはよくあります。無理はないのですが「できれば昼間のうちにかかってほしかった」とも思います。

「このまま夜になったら（あるいは今よりもう少し悪くなったら）心配」と思うなら、昼間のうちにかかりつけ医に受診するようにすれば、お互いに安心だと思います。とくに初めのうちは「迷うならかかっておく」でいいでしょう。

でも、一番避けなくてはいけないのは「夜中にかかっては申しわけない」と、子どもの具合が悪いのに朝まで待って手遅れになってしまうことです。だからもし「やっぱり緊急な状態だと思う」のなら、夜中でもかかってください。結果として緊急事態でなかったら、その経験を次に生かしていけばいいと思います。

## 2 これって誤診？

### 咳と発熱のつばさくん

五歳のつばさくんが病院に来ました。三、四日前から少し咳をしていたのですが、昨日から三九度の熱が出たというのです。熱はあるけどニコニコしています。診察するとのどが少し赤いくらいで胸の音も異常なし。保育園では咳のかぜが流行しているということです。「かぜでしょうね。咳の薬を出しておきます。たぶん自然に治ると思うけど、ひどくぐったりするとか悪くなるようなら明日にでもまた来てください。もし三日後にまだ熱があったら必ず来てください」と話しました。つばさくんは「バイバイ」と元気に手を振って帰っていきました。

さて三日後、またつばさくんが来ました。「まだ熱が下がらないんです。咳もひどくて、昨夜は咳きこんで四、五回起きてしまいました」と、お母さんは心配そうです。つばさくんは先日よりだるそうで、胸で少し音がします。レントゲンをとるとやはり肺炎でした。血液検査では異常はわずかで軽症と考えられ、入院はせずに抗生物質の内服薬で治りました。

こうしたことは小児科ではよくあることです。

つばさくんが最初に来た時点で、ぼくは肺炎の可能性も念頭に置きましたが、「かぜで自然に治る可能性のほうが高い。肺炎だとしても軽症だろう。二、三日ようすを見る余裕はある」と判断し、レントゲンもとらず抗生物質も処方しなかったのです。

## かぜだと言われたのに肺炎？

「この前はかぜって言ったのに、肺炎だった」というと、「誤診」と受けとれるかもしれません。確かにかぜか肺炎かという診断は違っていましたが、重症で急いで検査や治療が必要なのか、そんなにあわてなくてもいいのかという判断は間違ってはいなかったと思います。小児科は日々こうした「誤診」の繰りかえしといっていいでしょう。

「咳と発熱の子どもはすべてレントゲンをとる」と決めれば、こうした「誤診」を少なくできるはずです。でもそうしたら不必要な放射線を大勢の子どもに浴びせることになります。また、「もし肺炎だったら心配」とみんなに抗生物質を処方すると、耐性菌が増えて抗生物質が効かなくなっていってしまいます。

小児科ではこのように、検査などは最小限にして、時間経過のなかで診断をしていくことがよくあります。だから「かぜでしょう」といった病名は、いわば「今の時点での仮の診断」であって、今後の経過によっては変わっていく可能性もある、というつもりで言っていることが多いのです。

つばさくんが最初に来た時点でぼくが考えたことを正確に言うと、「かぜの可能性が一番高く、そうであれば自然に治るでしょう。しかし肺炎・気管支炎・副鼻腔《ふくびくう》炎などの可能性もあり、その場合は抗生物質を飲む必要が出てくるかもしれないし、場合によっては入院になるかもしれません。レントゲンや血液の検査をすればもっと正確な判断ができますが、今の時点でしなくても二、三日熱が続いたり悪化したらするくらいでいいでしょう」といったところになるでしょうか。

でも、本当にそんな説明をしたらお母さんはびっくりしてしまいます。「肺炎で入院したらどんな治療をするんですか？」「入院は何日くらいかかりますか？」……と、肺炎と決まったような話の展開になってしまって、「かぜで自然に治るだろう」という一番伝えたい話はどこかにふっとんでしまいます。家に帰ってお父さんに「肺炎かもしれないって。でも今日は検査もしないし、抗生物質も出さないんだって」と話すかもしれません。そうするとお父さんも不安でいたたまれない気持ちになるでしょう。「かぜでしょうね」という説明は、まあまあ妥当な線だと思うのです。

## 「ようすを見る」とは？

でも、「かぜでしょう」と言われると安心してしまって、状態が変化しても受診しない場合があります。症状が変わったり、具合が悪くなったりしたときにはぜひ診せてください。ぼくは、最初につばさくんのお母さんに話したように、できるだけ具体的に言うようにしていますが、忙しいと「ようすを見てください」ですませてしまうこともあります。

「ようすを見る」は、医者がよく使うことばですが、具体的にどうしたらいいのかよくわからない方も多いのではないでしょうか。

以前、つばさくんと同じような患者さんに、ただ「ようすを見てください」と言ったら、「まだ熱が下がりません」と来たのが一週間後だったことがあります。

ぼく「一週間も熱が続いているのにどうしていたんですか？」

母「先生が『ようすを見てください』って言ったからようすを見ていたんです」

お母さんはぼくの指示を忠実に守ってくれたのです。ぼくにとっては、「三、四日も熱が続いたらまた来るだろう」というつもりでいたのですが、お母さんはそうではなかったのです。このように、医者の言ったことばの意味と親の受けとった意味がくい違っていることはかなり多いと思います。

医者の言う意味がよくわからなかったら率直に聞いてください。忙しいときに聞くといやな顔をする医者もいるかもしれませんが、大事なポイントがわからないままでいて症状が重くなったら困ります。また、医者は聞かれないと自分の説明で十分理解してくれたと考えます。質問をされることで、患者さんがどんなことを心配に思うか、自分の説明のどこがわかりにくいかといったことを学んでいきますから、必要なことは聞いてもらったほうがいいのです。

## 3 かかりつけ医をもつこと

休日当番のときなどに「かかりつけはどちらですか?」と聞くといろんな答えが返ってきます。

「○○クリニックに行っています」とはっきり答えるお母さんもいますが、「そのときやってるところ」とか「週末や夜に悪くなるので、行くのはいつも当番医です」という方もいます。「子どもに『今日はどこ行く?』って聞いて決める」というお母さんがいて、「どこでラーメン食べようかっていう話じゃないんだよ」と突っこみたくなることもありました（そんなこと言いませんけど）。

## 病気の個人差・家族の状況

病気のかかり方・治り方にも個人差があります。かぜをひくとすぐ頭が痛くなる、吐き始めると点滴しないと止まらない、中耳炎になりやすい、すぐ下痢をする……。医者もその子と長くつきあっていると、そうしたことがわかってきます。それだけでなく「この子は粉薬がだめでシロップなら飲める」とか「お兄ちゃんが川崎病にかかったので、熱が出るとお母さんはすごく心配になる」など、その子や家族のいろいろな状況もわかってきます。そうすると、よりきめ細かな対応ができるようになります。

もちろん、そうしたことを確実に覚えているかと言われると、ぼくもあんまり自信はありません。「保育園どこだっけ?」と聞いて、子どもに「この前言ったでしょ!」と怒られ、「あ、そうだった。ごめん」と謝ったりすることもあります。

全部ではなくても、いろんなことをある程度は承知していてくれるかかりつけ医が、子どもの健康管理や子育ての相談窓口になってくれれば、とても心強いですね。

## かかりつけ医の見つけ方

では、どうやってそういうかかりつけ医を見つけたらいいでしょうか。かかりつけ医にはい

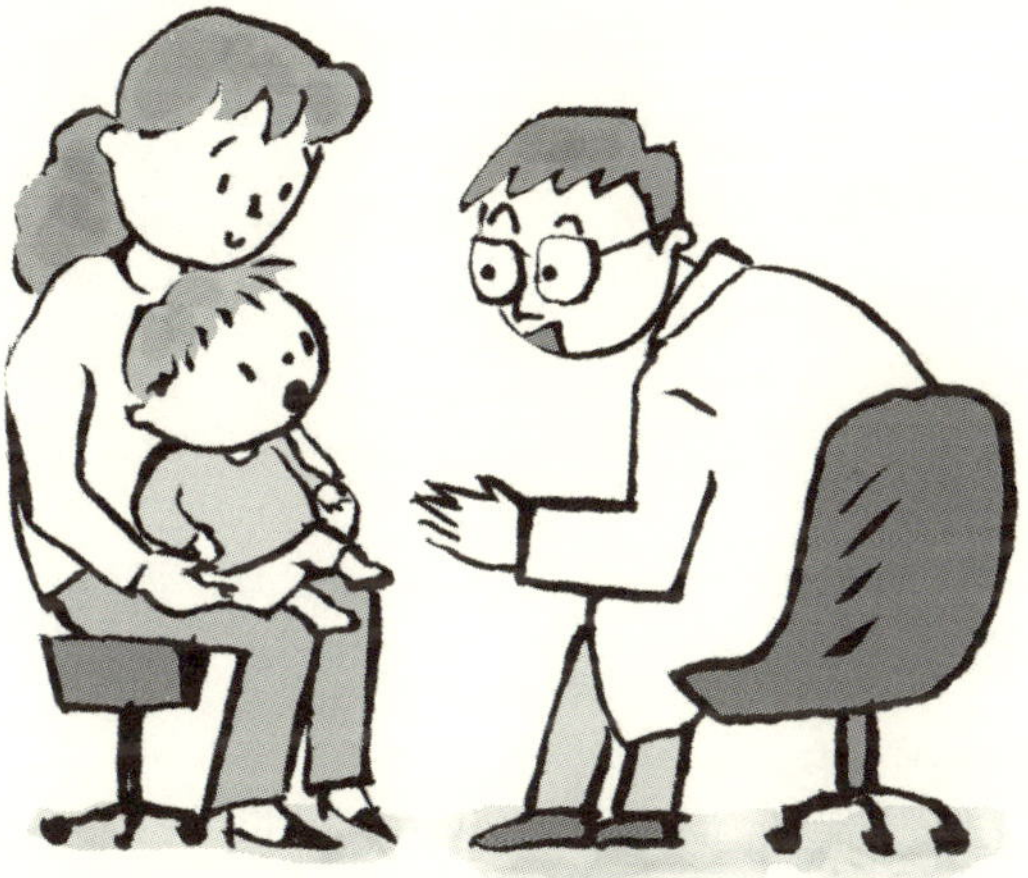

くつか条件があります。
まずはかかりやすいこと。かかりやすさとは、距離的なことのほかに、受付時間、待ち時間、時間外の受け入れなどもあります。大きな病院だと「外来は午前だけ」ということが多いですが、開業医や診療所だと午後や夕方にも診療しているのが一般的です。近所でちょっとしたことでも気軽に相談できるところがあるとベストですね。小児科専門医でなくても、子どもをきちんと診てくれる医師はいます。
一方、喘息《ぜんそく》やてんかんなどの持病があって、発作のときにいつでも診てもらえるところということになると、時間外の受け入れも可能な大きな病院のほうがいいかもしれません。でも、この場合も重い喘息やてんかん発作を頻繁《ひんぱん》に起こすのでなければ「ふだんは近所の開業医、発作のときは救急病院」というのでもいいかもしれません。要は「この子の日常的な健康管理をする医療機関」と「発作など急を要するときにどうするか」がはっきりしていればいいと思います。

医師と患者の関係は微妙なところがあり、いい先生と評判でも自分とはなんだか合わないということもあります。医師との相性は、実際に診察を受け説明を聞いたり質問に答えてもらったりしないとわからないことが多いと思うので、いくつかかかってみたうえで決める、決めたら基本的には同じところにいつもかかる、というのがいいのではないかと思います。

かかりつけが休診のとき、翌日まで待てる状況でないならほかのところにかかることになります。それで治ってしまえばそれでいいし、治らないなら次はかかりつけに行くという形でいいと思います。ときには今日診察した医者が次回も診たほうがいいという場合もあります。ぼくは自分から「今回だけもう一回ぼくに診せて」と言ったりします。どっちがいいかよくわからなければ「次回はかかりつけに行けばいいですか?」と聞いてみればいいと思います。

## なんでも同じところで診てもらう

「アトピーはA皮膚科、中耳炎と思ったらB耳鼻科、喘息はC総合病院、かぜをひいたときはD小児科」と、「かかりつけ」をいくつも持っている子もいます。そうせざるを得ない場合もあるのですが、できれば一か所で、その子のさまざまな問題に対応してもらえれば一番いいですね。

初めから「湿疹は皮膚科」「耳や鼻は耳鼻科」と考えている方もいますが、小児科は子どもに関してはとりあえずあらゆる問題に対応してくれることが多いです。医師によっても、その子によっても、事情が違うのでいちがいに言えませんが、率直に「アトピーも診てもらえますか?」などと聞いてみればいいと思います。

## 医師をかえるとき

ぼくは、むやみに医師をかえることには賛成しません。「きのう○○医院にかかったけどまだ熱が下がらない」というだけで医師をかえるのは、得策でない場合が多いからです。

「セカンドオピニオン」ということばをご存知でしょうか。治療方針に関して、他の医師の見解を聞くことです。癌《がん》の治療など重要な治療方針を決める場合に行われることが多いのです。小児科ではそこまで重大な選択をすることはあまり多くありません。「熱が四日目。『かぜでしょう』と言われたけどなんだか心配」「『検査してください』と言ったのに『しなくていい』と言われた」といった程度のことが多いでしょう。

でも、それが重い病気を早期診断するか見落とすかの境目になることだってあります。医師の説明が納得いかないときや、「この医者とは信頼関係がつくれない」と思ったときには医師をかえるのはやむを得ないと思います。

その場合、そこで何か検査をしていればその結果（検査結果は紙で渡してくれることが多くなっています）や薬の内容（お薬手帳か処方内容の解説用紙）がわかるようにしてもらうと助かります。でも経過の長い場合やいろんな検査をした場合などは、言いにくくても紹介状を書いてもらったほうがいいでしょうね。

# Ⅱ部　子どもの病気を正しくわかる

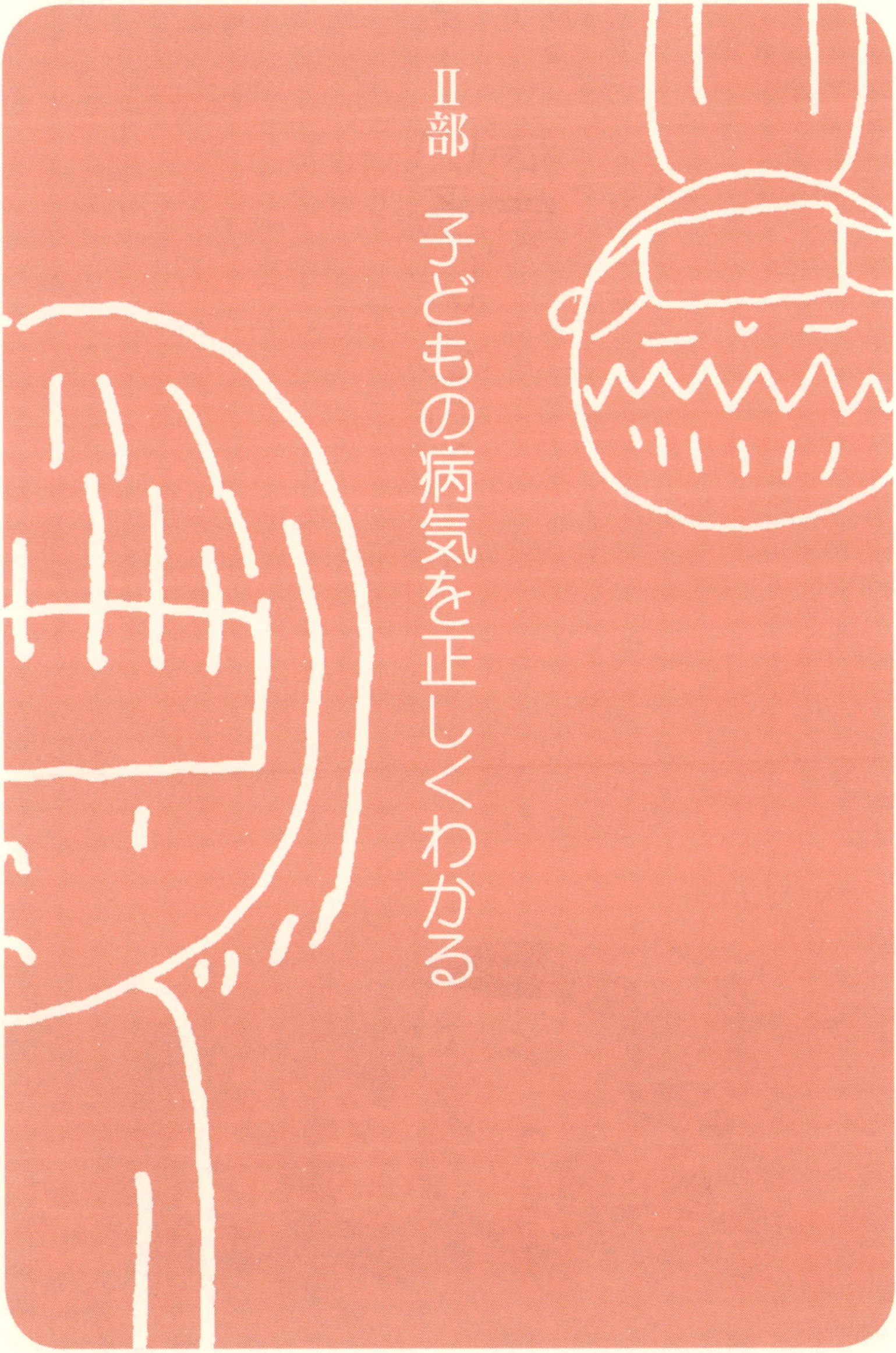

# 5

# 子どもがかかる いろいろな 病気

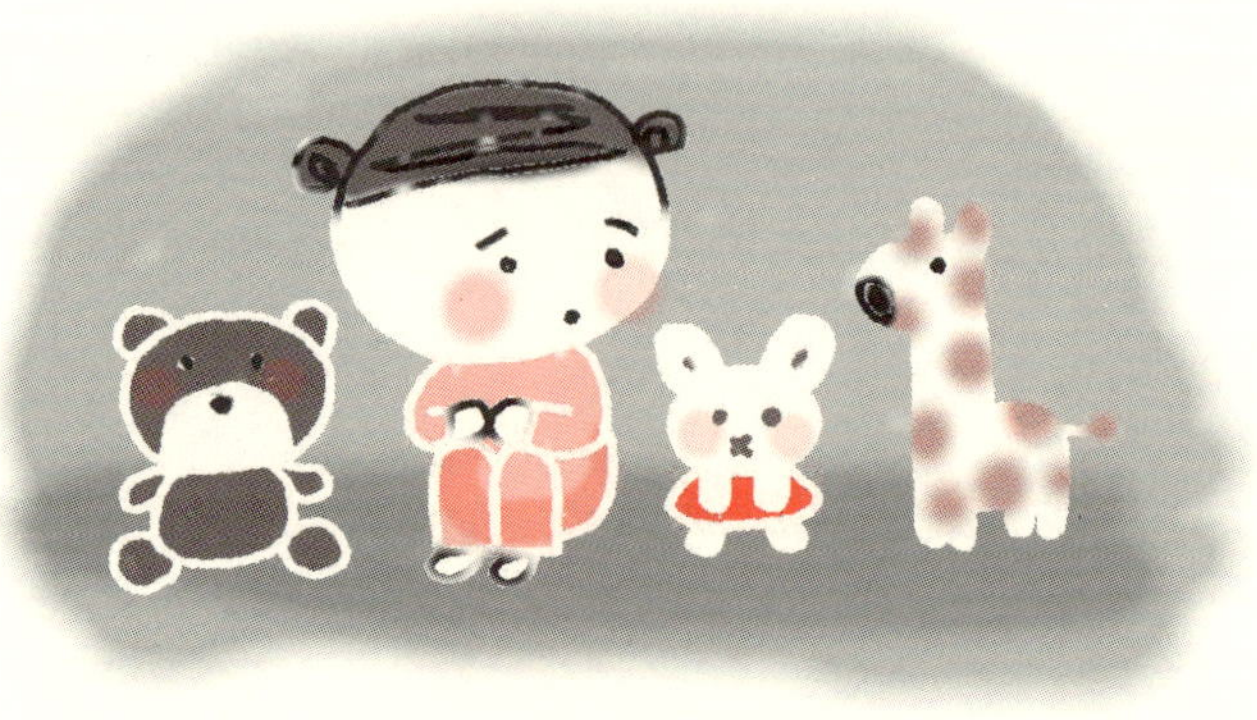

# 1　インフルエンザ

インフルエンザはとても身近で、だれもがかかったことがあり、しかし情報があふれているために、かえっていろいろな混乱や誤解のある病気です。

## インフルエンザとは？

インフルエンザウイルスは毎年少しずつ変化するため、昨年できた免疫が今年はあまり効果がなく、毎年でもかかります。発熱・だるさ・咳《せき》など、さまざまな症状が出ます。伝染力が強く潜伏《せんぷく》期間が一〜二日と短いので、家族全員ダウンといったことになります。合併症を起こさなければ、ほとんどは自然に治ります。合併症として子どもでこわいのは脳症です。その発生は全国で年間に数十人から百数十人程度と思われます。数十年に一回、ウイルスの大きな変化によって「パンデミック」と呼ばれる世界的な大流行があります。

## 検査でわかる？

「迅速《じんそく》検査」という検査があります。多くの場合、綿棒で鼻の奥をこすって調べます。これがなかなか痛いので、たいてい子どもを泣かせてしまいます。反応が出ないと「ああよかった。インフルエンザじゃないんですね」と喜んでくれるのですが、そんなに単純な解釈はできないのです。「インフルエンザなのに『反応なし』となること」が数％程度あるし、「インフルエンザではないのに『反応あり』となること」も、中にはあるのです。ですからインフルエンザかどうかの診断は、検査結果だけでなく、患者さんの症状や周囲の流行状況などを含めて、総合的に行う必要があります。

ぼくは検査をしないこともよくあります。たとえば、家族がインフルエンザで次々寝込んでいるさなかに、唯一元気だったお兄ちゃんが今朝から急に高熱が出て、だるくて節々が痛い……という状況なら「検査して『反応なし』でも、ぼくはインフルエンザと診断します」とお話しして、検査はしなかったりするのです。

「迅速検査」ではタイミングも重要で、とくに発熱初期は「反応なし」になりやすく、一番反応が出やすいのは発熱後一～二日後くらいです。だから「保育園で熱が出て、先生から『早く検査をしてもらって』と言われてその足で来ました」といった場合、検査をしてもたいていは「反応なし」です。そこで「まだ早いのでなんとも言えません」ということになり、「じゃあ、あんなに泣かせて検査をやったのはなぜ？」ということになったりします。

園の先生からすれば「すぐ医者に行ったほうがいいですか？」と聞かれれば「明日でいいよ」とは言いにくいでしょうけれど、「早すぎると検査をする意味は少ない」ということを、承知しておいてほしいのです。

## タミフルで治る？　異常行動？

インフルエンザの抗ウイルス薬であるタミフルはよく「特効薬」と呼ばれました。この「特効薬」ということばが曲者《くせもの》で「これを飲まないと治《なお》らない・飲めば必ず治る・副作用なんてない」というイメージで受けとる人が多いようです。タミフルの効果ではっきり確認されているのは「発熱などの症状がおさまるのが、平均一日半くらい早くなる」というものです。タミフルを飲まなくてもほとんどは治るけれど、早く楽になる人は多いのです。

ただし、早く伝染力がなくなるわけではないので、「早く治った」といって登園すると、みんなにうつすことになってしまいます。

でも効かない場合もあるし、副作用が出ることも少なくありません。副作用として多いのは、吐き気・腹痛などです。異常行動については、タミフルを飲んだ後に起こした例があることは確かですが、タミフルを飲んでいなくて異常行動を起こす例もあるため、タミフルのせいかどうかはっきりしていません。

タミフルについては「積極的に使うべき」というものから、「絶対使ってはいけない」というものまで、実にさまざまな意見があって、情報を集めるほどわけがわからなくなると感じる人も多いのではないでしょうか。

ぼくは、インフルエンザで悪化する可能性のある病気をもっている場合や、症状が強い場合以外は使わないのを原則としています。そのうえで、本人や家族の意見・希望を聞いて決めています。

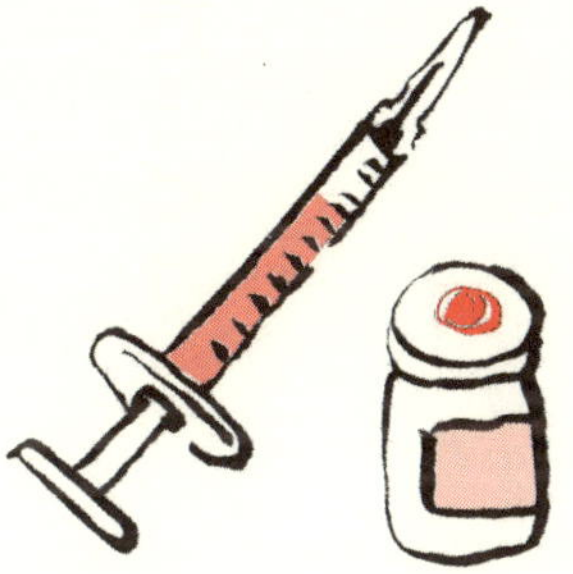

## インフルエンザワクチンの効果は？

インフルエンザワクチンは、いろいろなワクチンの中では有効率の低いワクチンで、おとなで六〇〜七〇％、子どもでは五〇〜六〇％程度と言われます。多くのワクチンが九〇％以上なのと大きな違いです。ワクチンを打ったのにかかるということはざらにあるのです。そういうものと承知したうえで、どうするか決めることが求められてしまいます。なかなかむずかしいですね。

## 2　おたふくかぜ

おたふくかぜは、意外に誤解の多い病気です。

正式には流行性耳下腺炎《じかせん》と言い、耳の下やあごの下にある唾液腺《だえき》という唾液を作るところがはれてくる病気です。

耳の下にある唾液腺を耳下腺、あごの下のを顎下腺《がくか》と言います。

「ほっぺたがはれる病気」と思っている人もいますが、耳下腺があるのは耳の下であごの骨のうしろにあるくぼみです。耳下腺のはれが強いとほっぺたまではれることもありますが、ほっぺただけはれるわけではありません。

保育園くらいの子どもに多いのですが、もっと大きくなってかかることもよくあります。潜伏期間は二～三週間。八割くらいの人に熱が出ます。

耳下腺のはれは一週間くらい続きます。顎下腺は、もっと長くはれていることがよくあります。うつるのは、発病の四～五日前から五日後まで。登園停止期間は、以前は耳下腺のはれがひくまでとされていましたが、今では発症後五日たてばはれていてもOKということになりました。

### まぎらわしい病気がいろいろある

耳の下のくぼみがはれたらみんなおたふくかというと、そうではありません。ほかのウイルスや細菌が、耳下腺炎を起こすこともよくあります。

また反復性耳下腺炎といって、耳下腺のはれをくりかえす病気もあります。この場合、たいていは大きくなると自然に起こさなくなります。さらに、たまたまこの場所にあるリンパ節がはれることもあります。

というわけで、「おたふくかぜなのか、別の病気なのかはっきりしない」ということもよくあります。

「微妙だけど、おたふくかぜではないと言いきれないから、保育園は休んでようすをみましょう」ということになり、はれがひくと「はっきりしないけど、おたふくの疑いで休んでいたんだから、治癒《ちゆ》証明を書いておくね」ということになったりします。

中には「うちの子はおたふくを五回やりました」というお母さんもいますが、本当のおたふくかぜに二回以上かかることは非常に珍しいことです。

たぶんその子は五回のうち四回は、別の病気だったのだと思います。

「片方しかやらなかったから、今度はもう片方をやる」と思っている人もいますが、そういうわけではありません。

## 合併症は髄膜炎《ずいまくえん》・難聴《なんちょう》・睾丸炎《こうがんえん》

おたふくかぜの合併症でけっこう多いのは髄膜炎です。ただし、細菌性髄膜炎と違っておたふくかぜにともなう髄膜炎は自然に治るものです。症状は細菌性髄膜炎と同じで、高熱・頭痛・嘔吐《おうと》。程度は比較的軽いことが多いのですが、吐き気が強くて点滴が必要になることもあります。

重大な合併症として、難聴があります。以前言われていたのより率が高いのではないかと言われるようになり、最近注目されています。といっても千人に一人くらいのことですが、もし難聴になると、非常に治りにくいとされています。

思春期以降の男性がかかると睾丸炎を起こすことが二〇%程度あります。よく「おとなの男がおたふくにかかると『種なし』になる」などと言います。この場合「もう子どもはあきらめなくては」というニュアンスで言われることが多いのですが、実は不妊症の原因になる率はかなり低いものです。ただし睾丸炎を起こすとものすごく痛くて、身動きもとれないほどになってしまいます。

## おたふくかぜワクチン

ワクチンの有効率は一回接種で八八%、二回接種で九五%、一回接種だけで一〇年たつと六六%に落ちるといったデータがあります。世界ではMMR（麻しん・風しん・おたふくかぜ）ワクチンを二回接種するところが多くなっています。

一九八九年にMMRが導入された際、副反応で無菌性髄膜炎が六〇〇人に一人程度発生し、中止になった経過がありました。

確かにそのときMMRに使用されたおたふくかぜワクチンは髄膜炎を起こす率が高かったのですが、その後改良され、現在日本で使われるおたふくかぜワクチンでの髄膜炎を起こす率は、二〇〇〇〜三〇〇〇人に一人程度になっています。自然に感染した場合に比べれば率はかなり低いし、そのほとんどは軽いものです。

おたふくかぜにかかった人のうち三割くらいは、なんの症状もなくすんでしまいます。血液で抗体検査をすれば、すんでいるかどうかわかります。よく「お父さんがまだなんですけど検査したほうがいいですか？　ワクチンを打ったほうがいいですか？」といった質問を受けます。抗体検査をすれば一番確実です。

また、もうかかっていて免疫《めんえき》のある人がワクチンを打っても、副反応が出やすいということはありません。

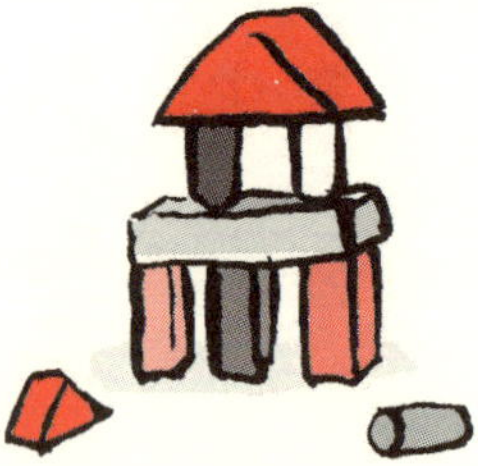

## 3 水ぼうそう

水ぼうそうは、保育園児では非常によくある病気です。医者にみせなくても「これは水ぼうそうに間違いない」と診断がつけられる保育士さんも多いと思います。

### 発疹《ほっしん》がどんどん増える

おもな症状は、発疹と発熱です。初めは少し盛り上がった赤い発疹が、胴体・陰部・顔・頭などにパラパラと見られるくらいですが、半日くらいのうちにどんどん増え、水ぶくれになり、かさぶたになっていきます。

一個の発疹が、出始めてからかさぶたになるまでに三日くらい。三〜四日の間、次々新しい発疹が現れ、全部がかさぶたになって治るまでに約一週間です。発疹はかゆみがあり、とくにもともとアトピーのある子などは、かきこわしがひどくなることがあります。

口などの粘膜にも水ぶくれができるため、破れて口内炎のようになり、痛くて水も飲めなくなることもあります。

熱は出ることが多いですが、必ず出るというわけではありません。潜伏期間は多くは二週間程度です。

非常に伝染力が強く、きょうだいなどいっしょに生活している場合はたいていうつります。きょうだいで二人目以降にかかった子どもは、一人目より発疹がたくさん出る傾向があります。お母さんからの免疫が弱いので、赤ちゃんでもかかります。

全部かさぶたになれば登園ＯＫとなりますが、かさぶたが落ちるまでにはさらに時間がかかります。

## 水ぼうそうの薬

自然に治る病気なので、塗り薬や解熱剤などを必要に応じて使うくらいでもいいのですが、水ぼうそうウイルスを抑える内服薬を使う場合もあります。この薬を発病早期に飲み始めると、発疹の出方が少なくなり、軽くすみます。この薬をどう使うべきかは医者によって意見が違い、みんなに出すという医者もいるし、重症化が予想される場合などに限るという医者もいます。

ぼくは、年齢の高い場合やアトピーなどでかゆみが強い場合、きょうだいでうつった場合などにはおすすめしています。かかりつけのお医者さんで相談してみてください。

塗り薬は「フェノール亜鉛華リニメント」というものを使うことが多いのですが、これを塗らないと治らないわけではありません。かゆみが抑えられて楽なことが多いのですが、しみて痛いという子もいるので、そういう場合は無理に塗ったりはしないでください。

## 合併症と帯状疱疹《たいじょうほうしん》

水ぼうそうの合併症として多いものは、とびひです。とくに夏場には、かきこわしから菌が入って化膿《かのう》し、それがまたたく間に広がったりします。

子どもでは非常にまれですが、脳炎・肺炎・肝炎なども起こることがあります。経過中にひどく具合が悪くなった場合は、診察を受けてください。

成人がかかると、肺炎を合併しやすく重症化しやすいと言われます。妊娠初期の女性がかかった場合には胎児に影響することもあり、また出産の四〜五日前から二日後までにお母さんがかかった場合には、赤ちゃんの命にかかわるほどになると言われます。

白血病・臓器移植などで免疫不全と言われる状態にある人が水ぼうそうにかかった場合も、

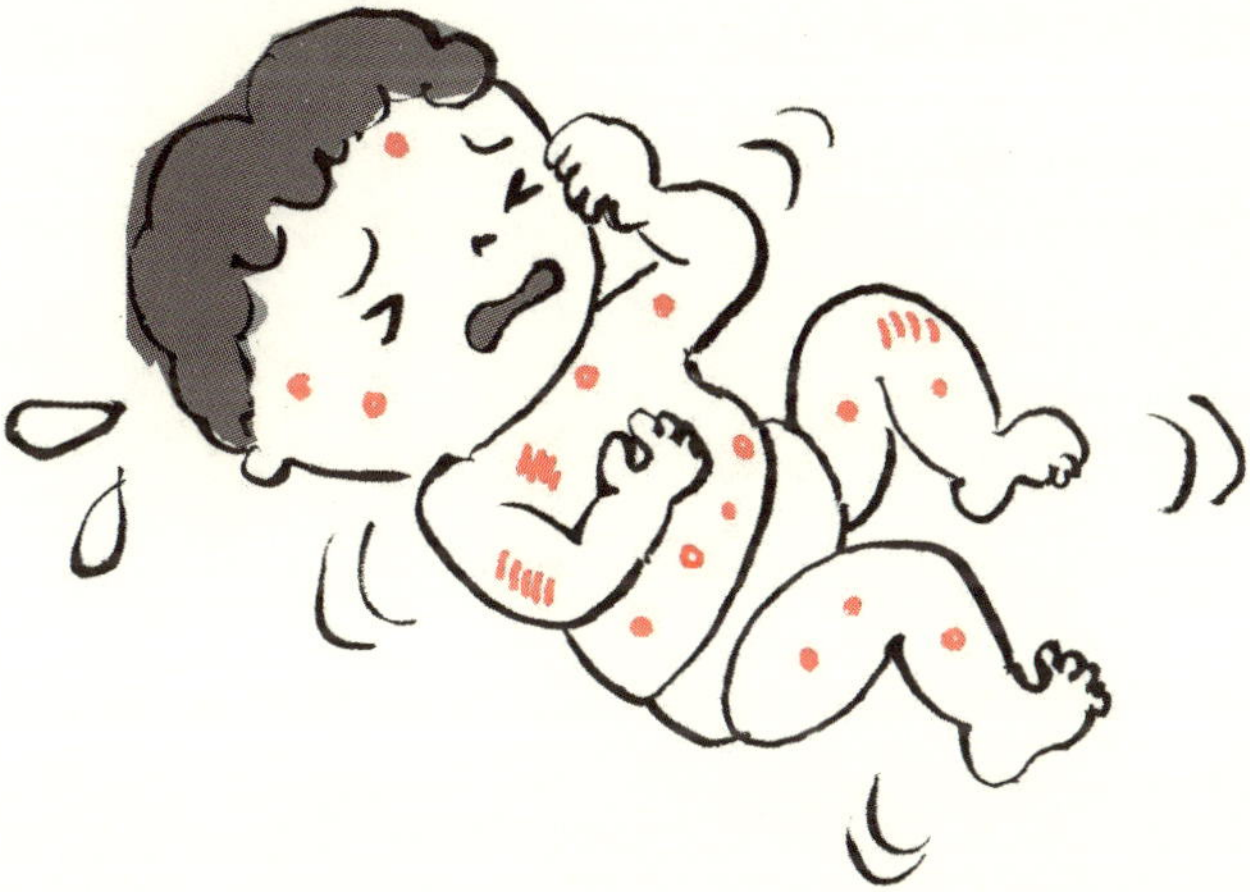

重症化します。

一回水ぼうそうにかかると、治ったあとも、ウイルスは脊髄の神経節というところにずっと残り、それが何かのきっかけで出てくることがあります。そうすると水ぼうそうと同じような水ぶくれが、体の左右どちらかに、現れます。典型的にびっしり出ると帯のような形になるので「帯状疱疹《たいじょうほうしん》」と呼びますが、子どもではびっしりではないことが多く「帯みたい」ではないのがふつうです。おとなでは強い痛みをともなうのですが、子どもでは痛みはあっても軽いことがほとんどです。これも自然に治りますが、痛みなどの症状が強ければ、水ぼうそうのときと同じ内服薬を使います。

## お風呂は入っていい？

お風呂は入ったほうがいいと思います。菌がついてとびひにならないように清潔にする必要があるからです。また、お風呂に入らないと、もともとある湿疹が悪くなるとか、汗をかいてかゆみが強くなるとかいった場合もあります。ただし、ゴシゴシこすって水ぶくれを壊してしまったりすると、菌が入りやすくなる場合もあります。石けんをよく泡立てて、手でやさしく洗ってあげるのがいいでしょうね。

## 水ぼうそうワクチン

水ぼうそうワクチンは、アメリカをはじめ世界数十か国で定期接種にされていますが、ヨーロッパなどでは全員にではなく、医療従事者や免疫のない成人などには勧めるとする場合が多いそうです。麻疹（ましん・はしか）やヒブなどが、必ずやっておくべきものというのがほぼ世界共通なのとは少し違います。

しかし、先ほどお話ししたように、まだかかっていない大人、とくにこれから妊娠する可能性のある女性、家族に免疫不全状態の人がいる場合などは、ぜひ打つべきだと思います（自費で八〇〇〇円くらいと、なかなか高いですが）。打ってもかかる人はいますが、その場合も明らかに軽くすむことが多いです。

水ぼうそうの人と接触したときに「ワクチンを打ったほうがいいでしょうか」という相談をよく受けます。接触後七二時間以内ならある程度の効果（感染予防・軽症化）が期待できます。しかし発疹の出始める一～二日前から伝染力があるので、家族の場合などは間にあうかどうか微妙なこともあります。

それでも「お父さんがまだなんです」という場合、感染源となる子どもがまだ今日出始めたばかりというなら「じゃあ、すぐ連絡をとって、これから来てもらって打ちましょう」とすることがよくあります。

水ぼうそうは、「不顕性感染」は非常に少ないのですが、とても発疹が少なくて微妙な場合もあります。血液検査をすれば、免疫ができているかどうかはわかります。

# 4　麻疹（はしか）

## 別格のこわい病気

麻疹《ましん》＝はしかのイメージって、どんなものでしょう。

昔はよく、若者が親から見て好ましくないことに熱中して心配させることに対して「はしかみたいなものだ」という言い方をしました。「そのときは大騒ぎをしても、いずれ熱が冷めるから心配いらない」というニュアンスですね。

あるいは「水ぼうそう、おたふくかぜなどと同じような、子どものときに多くの人がかかる病気」というとらえ方もあるでしょうか。

もしそんなふうに麻疹をとらえているとしたら、大きな間違いです。多くの感染症の中でも、麻疹は別格のこわい病気です。

## 初めはかぜのような症状

麻疹は、一〇～一二日間の潜伏期ののち、初めは咳《せき》・鼻水・発熱・目の充血など、ふつうのかぜと同じような症状で始まりますが、こういった症状がだんだん強くなり、ぐったりしてきます。三～四日していったん熱が下がり、半日くらいですぐにまた高熱になるのですが、このとき赤い発疹《ほっしん》が出ます。さらに三～四日くらいしてようやく熱が下がり、咳などの症状も徐々に改善し、発疹は黒っぽい感じのしみ（色素沈着）となって、しばらく残ります。

ワクチンを打ったけれど免疫の効果が不十分だったりすると、麻疹にかかっているのに症状が軽くて、それとわかりにくい場合があります。

とても伝染力が強いのも麻疹の特徴です。「麻疹の免疫をもっていない集団に一人の患者さんがいると、一二～一四人が感染する」と言われます。インフルエンザでは一～二人なので、一〇倍くらいの伝染力ということになりますね。発疹が出る前の、まだ麻疹と診断がつかない時期から伝染するので、やっかいなのです。

## 麻疹の合併症

ふつうにかかっても本当に大変ですが、麻疹のこわいところは合併症がけっこう多く、しかも重症のものも多いという点です。麻疹にかかると免疫力が低下するので、他の菌にも感染しやすくなるのです。麻疹の合併症は全体で三〇％にみられると言われます。多いのは中耳炎で、一五％程度。肺炎は六％程度ですが、重症化して死亡することもあります。ほかに喉頭《こうとう》炎、心筋炎などがあります。

脳炎は〇・一～〇・二％程度ですが、インフルエンザで脳症を起こす率よりはるかに高い率です。そのうち六〇％は完全に回復しますが、一五％程度が死亡、三〇％程度が後遺症を残します。

数年後に発病する亜急性硬化性全脳炎《あきゅうせいこうかせいぜんのうえん》（SSPE）という病気も、一〇万人に一人くらいですがみられます。徐々に全身の機能が落ちていき、数年から十数年で死亡します。

## ワクチンで「麻疹排除」へ

世界的にみると、一九八〇年代までは毎年一〇〇万人以上の子どもが麻疹で亡くなっていたと考えられますが、その後ワクチンの二回接種など対策が進み、二〇〇三年には五三万人、二〇〇八年は一六万人と減少しています。南北アメリカでは、二〇〇二年以降外国から持ちこまれるもの以外は麻疹の発生がほぼない「麻疹排除」という状態になっています。

日本では対策が大きく遅れ、アメリカでは「麻疹は日本人の旅行者や留学生が持ち込む病気」という大変不名誉なレッテルが貼られる状況でした。日本でもようやく二〇〇六年から、入学前に二回目を打つ二回接種になりましたが、小学生以上の世代には何もしないという方針でした。

こうしたなかで二〇〇七年に高校生・大学生を中心に大きな流行があり、その後、中学生・高校生に対しても二回目の接種を行うようになり、それ以後麻疹の発生率は大きく減少しています。

重要なのは、MR（麻疹・風疹混合ワクチン）を一歳になったらなるべく早く打ち、年長さんのときに確実に二回目を打つということです。一回だけでは免疫がまったくつかない人が中にはいること、免疫がついてもだんだん落ちてきてしまうことがあるからです。

今、麻疹にかかる人は、子どもよりむしろ若い世代の人たちが多くなっています。麻疹にかかっておらず、ワクチンをまだ打っていない、あるいは一回しか打っていない人たちには、自費になりますが二回目の接種を行うことをおすすめします。とくに子どもに接する仕事をしている方々にはぜひ。

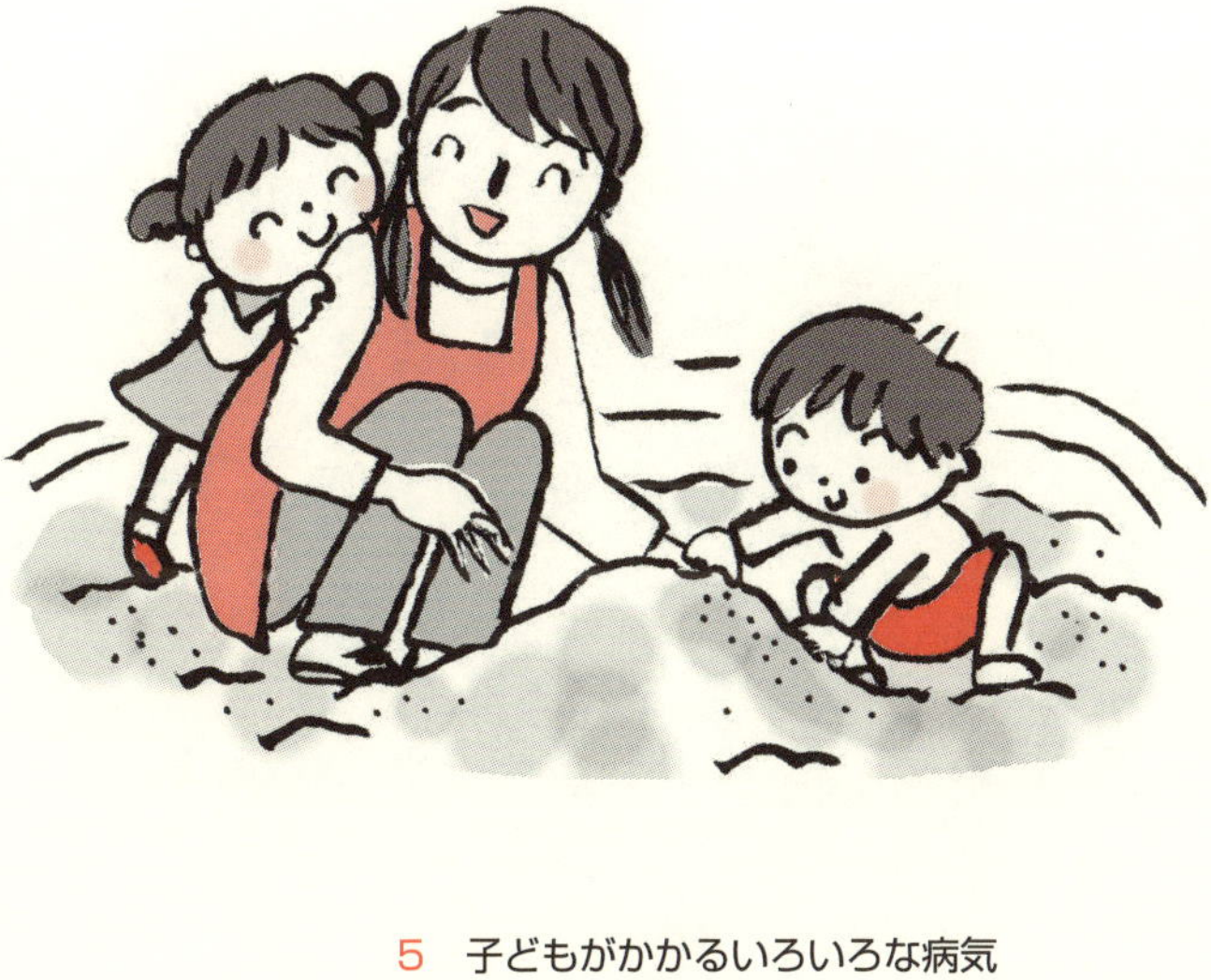

## 5 溶連菌感染症《ようれんきんかんせんしょう》

溶連菌感染症は、保育園ではおなじみの病気ですね。

### 主症状は、発熱とのどの痛み

三歳から小学校低学年くらいの子どもに多く、唾液や鼻水でうつり、潜伏期間は二～五日程度です。

おもな症状は、発熱とのどの痛みです。のどが赤くなり、扁桃腺（正式には扁桃）も真っ赤にはれて、膿《うみ》がついたりします。舌も赤くなって、舌乳頭《ぜつにゅうとう》という舌のブツブツが目立ちます。「苺舌《いちごじた》」と呼ぶのですが、あれを見て「あ、苺みたい」と思うかどうかは人によって違うと思います。首のリンパ節もはれて痛くなったりします。

のどからの熱なのに、吐き気や腹痛など、おなかの症状が強く出ることもよくあります。吐き気が強く無理やりのどを見るのがかわいそうで、「たぶんおなかのかぜでしょう。のどは今日は見なくてもいいや」と言って帰したらちっともよくならず、翌日「のどが痛い」と言いだしたので見たら真っ赤で溶連菌だったという経験があります。その後は、オエッとなっても「ごめんね」と言いながら、のどはしっかり見るようにしています。

発疹《ほっしん》が出ることもあります。初めはうす赤い細かい点々ができ、それがだんだん増えて全体的に赤くなっていきます。放っておくと、発疹は一週間くらいで消え、その後皮がむけます。溶連菌でこうした発疹をともなうものを「猩紅熱《しょうこうねつ》」と言います。猩々《ひひ》のように赤くなる病気という意味の命名でしょうが、今はそうなる前に診断がついて治療しますから、そんな状態を見ることはほとんどなくなりました。

## 検査と診断

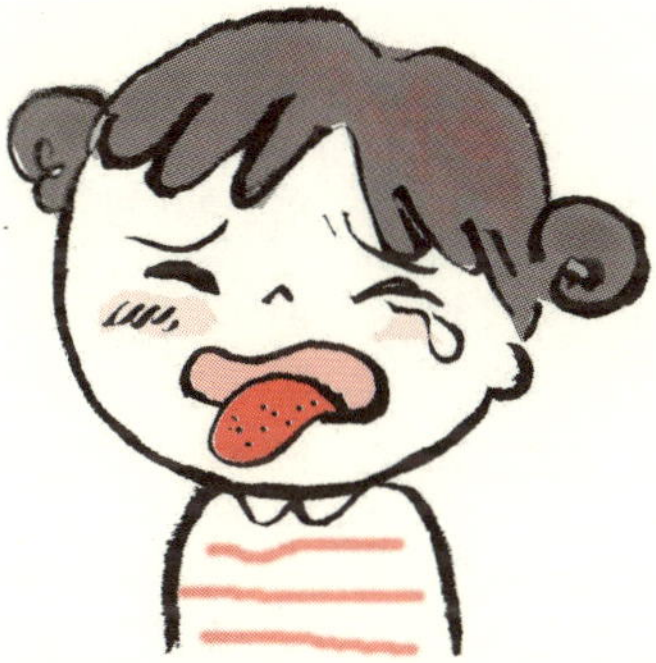

のどの赤くなり方が典型的な場合は、経験を積んだ小児科医なら見ただけで診断できますが、のどをこすって菌を調べる検査をすることも多いです。一〇分くらいで結果の出る迅速《じんそく》診断という方法と、菌を増やして調べる培養検査があります。

しかしこうした検査は一〇〇％正確というわけではありません。溶連菌なのに異常なしと出てしまうこともあり、検査結果だけではなく、症状やのどのようすなどを含めて、総合的に判断することになります。

また、溶連菌が検出されたけれど「菌がただそこにいるだけで何も悪さはしていない」という場合もあります。ときどき「お兄ちゃんが溶連菌だったので、妹はなんともないけれど、念のために検査をしてください」と言われたりしますが、症状がなければもし溶連菌が検出されても治療する必要はないし、そうなれば検査をする意味もないということになりますね。

## 抗生物質をしっかり飲む

溶連菌を放っておくとどうなるかというと、ふつうは三～五日で熱は下がり、他の症状も一週間くらいでよくなります。しかし問題は、溶連菌感染症が治ったあとに、リウマチ熱・急性糸球体腎炎《しきゅうたいじんえん》などが起こることがあるという点です。

リウマチ熱は、溶連菌感染後二〜三週間して発病し、発熱・関節痛・発疹などの症状を起こし、さらに心臓弁膜症を残したりします。今の日本では見ることは少ないですが、途上国ではまだ多数の発生があります。

急性糸球体腎炎は、溶連菌感染後一〇日くらいで、血尿・むくみ・高血圧などが見られ、たいていは入院が必要になります。ほとんど自覚症状のない軽い場合もあると言われます。

溶連菌と診断されると、ふつう、抗生物質が一〇日分程度処方されますが、その目的の第一は、リウマチ熱の予防です。溶連菌感染症を抗生物質で治療しなかった場合にリウマチ熱を起こす率は〇・三〜三％と言われ、率は高くはありませんが、もしリウマチ熱になると本当に大変なことですから、しっかり治療しましょう。

## 治療後二四時間で登園可

抗生物質を飲み始めて二四時間たつと、もう伝染力はなくなりますから、登園可能です。抗生物質を飲むと翌日くらいには熱も下がってケロッとしてしまいますが、全部飲み切ってください。なんともないのに薬を飲み続けるのはなかなか大変ですが、がんばってくださいね。

溶連菌の中にもいくつもの型があります。一回かかるとその型に対する免疫ができますが、他の型による感染は防ぐことができないので、何回もかかることがよくあります。

きょうだいにうつることもありますが、その確率はあまり高くありません。ときにはおとながかかることもあります。神経質になる必要はありませんが、家族のだれかにのどの痛み・発熱などの症状が出たら受診しましょう。その際ぜひ「家族の中に最近溶連菌にかかった人がいる」ということを話してください。

# 6 喉頭炎《こうとうえん》（クループ）と喉頭蓋炎

## 急性喉頭炎

「急性喉頭炎」と言って、「ああ、知ってます」という人はめったにいませんが、子どもでは非常によくある病気のひとつです。「クループ」とも言います。

喉頭とは、のどの少し奥、声を出す声帯の周辺です。ここが炎症を起こすと声帯のあたりがむくんでくるために、かすれたような咳が出る・声がかれる・のどでゼイゼイ音がして息苦しくなるといった症状が出ます。赤ちゃんから入学前くらいの子どもによくみられます。

## 変な咳・声がれ・ゼイゼイ

一番の特徴は、かすれたような変な咳です。医学用語では「犬の吠《ほ》えるような咳」という表現をするのですが、あの咳を聞いて「あ、犬が吠えてるみたい」と感じる人はむしろ少ないようです。「オットセイの鳴き声みたい」という言い方をする方もいますが、多くのお母さんは「なんて言ったらいいかわからないけど、変な咳なんです」と言います。痛そうな、苦しそうな、なんともいやな咳です。

こうした症状が、昼間は比較的落ち着いて、咳もふつうの咳になるけれど、夜になるとまたひどくなるということをくりかえします。たいていは数日でだんだん軽くなり、ほとんどは自然に治ります。しかし、中にはひどい呼吸困難を起こして、緊急に入院が必要になる場合もあります。

家で気をつけることは、加湿をすること。そしてもし眠れないほど苦しい状態が続くなら、夜中でも受診することです。症状が強ければ、吸入や副腎皮質ホルモンを飲むなどの治療をすることがあります。

かぜをひくとすぐにクループっぽい咳になる子がいます。ぼくの次男がちいさいころにそうでした。隣で寝ていて「あ、またクループっぽくなってるなあ」と思うことが何度もありました。もし苦しがるようだったら自分で病院に連れていって治療すればいいだけのことなのですが、「やだなあ」となかなか眠れないでいました。小児科医でもそうなのですから、ふつうのお父さんお母さんは、とても不安な夜を過ごすのだろうと思います。

## 急性喉頭蓋炎《こうとうがいえん》

喉頭炎に近い病気で「急性喉頭蓋炎」という病気があります。「喉頭蓋」というのは、のどの奥の気管と食道の分かれ目のところで、水や食べ物が気管に入らないようにする「ふた」のようなものです。細菌がこの喉頭蓋で炎症を起こすと、喉頭蓋がはれます。もともと非常に狭いところにある「ふた」がはれてしまうので、空気の通り道をふさいで窒息してしまう危険があります。

これにかかると、声を出さず、よだれをたらし（飲みこむことができないのです）、あごを少し上げたような姿勢をとります。うっかりのどを見るために舌を押さえたりすると、その刺激で窒息してしまうこともあるとされます。緊急に集中治療のできる病院での対応が必要になります。

喉頭蓋炎の原因の大部分はヒブです。「ヒブって細菌性髄膜炎を起こす菌なんじゃないですか?」と聞かれますが、細菌性髄膜炎だけでなく、子どものかかる重症細菌感染症のおもな原因が、ヒブと肺炎球菌なのです。喉頭蓋炎は、細菌性髄膜炎より数は少ない（ヒブ髄膜炎の十分の一くらい）のですが、緊急度はむしろ上です。

# 7　手足口病

夏によく流行する病気の一つです。

## 手足口病とは?

手足口病のおもな症状は、発疹《ほっしん》と発熱です。口の中の粘膜に口内炎ができ、手のひら・足の裏などに白っぽい水ぶくれができます。

水ぶくれは、時にはひざやおしりなどにもできることがあります。またこうした場所すべてにできるとは限らず、手と口だけとか、手足だけとかいった場合もあります。

発疹は数ミリ程度で楕円形のことが多く、数日で赤茶色になり、一週間から一〇日程度で消えていきます。水ぼうそうとは違って、かさぶたなどにはなりません。

発熱するのは三〇~五〇%程度で、出ても三八度台のことが多く、一~二日程度で下がります。潜伏期間は三~五日程度です。

ほとんどは自然に治っていくものであり、特別な治療はありません。薬としては、熱や痛みがつらければ解熱鎮痛剤を使うといった程度です。また、口内炎が痛くて水分もとれず、脱水を起こして点滴が必要になることがたまにあります。

口内炎用の塗り薬もありますが、塗ったからといって痛みがピタッと止まるわけではなく、また子どもは痛いところに薬を塗られるのをいやがる場合も多いので、使うかどうかは人によって、というところでしょうか。

## 手足口病の原因は?

エンテロウイルスといわれるグループの中の

数種類のウイルスが原因となります。四歳くらいまでの子に多く、一回かかるとそのウイルスには免疫ができますが、翌年にはまた別のウイルスの手足口病がはやったりするので、保育園のころは、毎年かかるといったことがよくあります。

小学生以上でかかることは少なくなりますが、たまにお母さんが「子どもからもらいました」と言って来ることもあります。ヘルパンギーナ、咽頭結膜熱などと並んで「夏かぜの一種」という言い方をしますが、秋・冬など夏以外にも見られることがあります。

## 合併症

合併症としてときどき見られるのは髄膜炎《ずいまくえん》ですが、髄膜炎になっても、多くは自然に治りますす(おたふくかぜのところでお話ししたのと同様です)。

まれに脳炎、肺水腫《はいすいしゅ》、心筋炎、麻痺《まひ》などを起こすこともあります。

一九九七年にマレーシアで、九八年に台湾で、二〇〇八年に中国で大流行があり、脳炎などを起こしてそれぞれ数十例の死亡がありました。

このとき、女性週刊誌は「子どもの命を三日で奪う夏かぜ『手足口病』の正体!」と報道しました。

こういうフレーズを見ると、手足口病にかかると二人に一人くらいは亡くなりそうな気がしてしまいますね。でも決してそんなに率の高い話ではないのです。

まれに重い合併症を起こして亡くなったり、後遺症を残したりすることは、どんな病気でもありうることなので、医者は「絶対だいじょうぶ」といった断言はできないのですが、基本的には手足口病は「ほとんどの人が経験し、ほとんどが自然に治る軽い病気」と考えてよいでしょう。

もちろん、顔色が悪い・意識がおかしいなどひどく具合が悪そうなとき、二〜三日たってまだ熱が続くときなどは受診しましょう。

## 登園は？

手足口病の登園の目安については、法律的な明確な規定はありません。以前は医者によって「発疹が消えるまで」とか「白い発疹が赤茶色になったらいい」とか、対応がまちまちでした。この件について日本小児科学会の見解には「ウイルスの排泄期間は長く、咽頭から一～二週間、便から三～五週間排泄される」「実質的に登校停止で感染を予防することは困難である。また全体的にみて不顕性《ふけんせい》感染も多く症状も軽微のため……本症の発疹期にある患児でも、他への感染のみを理由にして登校（園）を停止する積極的意味はない」と書いてあります。

もう少しやさしく言うとこういうことです。

①伝染する期間が長いので発疹が消えるまで休ませたとしても、やっぱりうつしてしまう。

②かかっているのに症状の現れない人（不顕性感染）も多いので、症状の出た子だけ休ませても、やはり流行は止められない。

③かかったとしてもたいていは軽い。

という理由で、「ほかのかぜと同じように、熱が下がって本人が元気なら、登園はＯＫとしましょう」ということです。「もううつらないから行っていいよ」というのではなく「うつるだろうけど、それでよしとしましょう」という考え方です。

マレーシアや台湾で大流行して死亡例が出たときには、数週間にわたって保育園やプールが完全に閉鎖されたそうです。もし本当に流行を止めるなら、そのくらいしないと意味がないということですね。

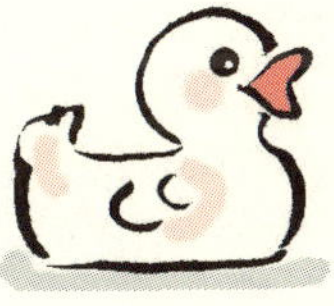

# 8 咽頭結膜熱《いんとうけつまくねつ》とヘルパンギーナ

この二つはともに夏に多い熱の出る病気です。

## 咽頭結膜熱（プール熱）

「咽頭結膜熱」という正式な病名をいわれてもピンと来ないかもしれませんが、別名の「プール熱」と言えばわかりやすいでしょう。

咽頭結膜熱の原因であるアデノウイルスには五〇種類くらいの仲間があり、扁桃炎・肺炎・胃腸炎・出血性膀胱《ぼうこう》炎などいろいろな病気をおこします。子どもの熱の出る病気の五～一〇％がアデノウイルスによるものといわれ、その多くは軽症で自然に治りますが、中には重症肺炎・髄膜炎・脳炎などをおこして重くなることもあります。

扁桃炎の原因としては、このアデノウイルスが最も多いのです。以前はそれを確認するにはウイルス分離という特殊な検査をするか、あるいは二週間くらいの間隔で二回血液をとって調べるといったことが必要でした（二週間後にはたいていもう治ってしまっているので、ふつうはわざわざそんなことはしなかったのです）。

「迅速検査」ができるようになり、小児科でのやり取りの中で「アデノウイルス感染症」という名前が登場することが増えました。咽頭結膜熱もそのなかのひとつです。

## プールに入っていないのに？

咽頭結膜熱では、発熱、扁桃炎、結膜炎が見られます。熱は長引く傾向がありふつう四～五日、時には一週間以上続くこともあります。潜伏期間は五〜七日程度。かかるのはおもに五歳以下の子どもたちです。

夏に多く見られますが、必ず夏というわけではありません。お母さんに「プール熱ですね」と言うと、「え? 今年はまだプールには入っていないいんですけど」と不思議がられることがあります。プールの水を通してうつることもあるけれど、今は消毒をしっかりしていますから、それは少ないと思われます。

ふつうのかぜと同じように唾液や鼻水、目やになどからもうつります。プールの時期の流行も、プールの水ではなくタオルによる場合もあるようです。

ウイルスが原因ですから治療としては、症状を和らげるために解熱剤などを必要に応じて使うということになります。

しかし四〜五日以上熱が続くと「本当に自然に治るの?」と心配になりますよね。中には重症化する場合や合併症をおこす場合もあるので、咽頭結膜熱と診断がついていても、ひどく具合の悪くなった時は早めに、また元気でも五日以上熱が続く時は受診したほうがいいでしょう。

## ヘルパンギーナ

ヘルパンギーナは、エンテロウイルスといわれるグループが原因になり、かかるのはおもに四歳以下、一番多いのは一歳代です。

二〜四日程度の潜伏期間の後に、熱が出てノドチンコのまわりに水ぶくれができ、これが破れて口内炎になります。

それまで元気だった子が突然発熱するのでびっくりしてしまいますが、多くは二日程度で熱が下がり自然に治ります。のどの痛みのために不機嫌になったり、飲んだり食べたりができなくなって脱水をおこしたりすることがあります。

合併症として髄膜炎・心筋炎などをおこすこともあると言われますが、ごくまれなことなので、脱水になりさえしなければだいじょうぶと思っていていいでしょう。

## 食事は無理強いしない

熱は下がったのにその後にのどの痛みがひどくなって苦労することがあります。子どもが病気になった時、親としては食べてほしいですね。食べさえすればよくなるような、食べないといつまでもよくならないような、そんな気がしたりします。でも、何とか食べさせようと無理やり口の中に食べものを突っ込んで、子どもが「もういや!」と水分も拒否するということになる場合もあります。

水分はちょっとがんばってもらうけれど、食事は決して無理はしないでください。いよいよ水分もとれなくなったら、点滴《てんてき》をしないといけないかもしれませんので受診して下さい。

アデノウイルスのような簡単な検査方法はありませんが、症状とのどのようすでたいていは診断がつきます。でも、発熱直後にはまだのどに水ぶくれがないためによくわからず、一〜二日後にはっきりするということもあります。原因ウイルスが何種類もあるので、何回もかかります。

ヘルパンギーナはとくに出席停止などの対象とはなっていません。熱の出ているころがたくさんのウイルスが出されてうつりやすいのですが、回復後も便の中には二〜四週にわたってウイルスが出ています。それが手について他の子の口に入るという形でうつる可能性はあります。

でも、うつさないために四週間休みましょうなどというのは現実的ではないし、うつったとしてもふつうはたいしたことがなく治るのですから、そんな扱いをする必要はないと考えられています(このへんは手足口病と同じ考え方です)。

本人の体調が良ければ、つまり熱が下がって元気になりそこそこ食べられるなら登園はOKでしょう。

# 9 突発性発疹と尿路感染症

この二つはまったく別の病気ですが、「乳幼児に多く、熱が出るけれど、かぜ症状がない」という似た点があります。

## 高熱だけどご機嫌

突発性発疹は生後四か月から一歳くらいに多くみられ、突然高熱が出ます。咳・鼻水などのかぜ症状はあまりなく、機嫌もよく元気です。三～四日高熱が続いて下がるのとほぼ同時に赤い発疹が出て、三～四日で消えます。半数以上は初めての高熱のときにみられます。

発疹の出るタイミングは、多少前後することがあり、熱が下がり切らないうちから出始めたり、下がって一日くらいして出たりすることもあります。発疹の出方はかなり個人差があり、胸のあたりにパラパラッと出るだけのこともあれば、全身びっしりのこともあります。

突発性発疹では、熱が下がってからのほうがご機嫌が悪くなることがよくあります。「高熱で不機嫌になるならわかるけど、熱が下がって不機嫌というのは、何か具合が悪いのではないかしら」と心配になってしまうお母さんが多いです。これも発疹同様三～四日でよくなります。しょうがないのでつきあってあげてください。

たいていは自力で自然に治る病気ですが、熱性けいれんを起こしやすいという特徴があります。また数としては非常に少ないですが、脳炎など重症の合併症を起こすこともあります。

## 原因ウイルスは二種類

突発性発疹の原因ウイルスは二種類あります。

「ヒトヘルペスウイルス」という仲間の中の六番と七番です。ほとんどの人が二歳になる前に両方にかかります。つまり二回かかるわけですが、かかっても表に出ない「不顕性感染」ですんでしまう場合も多く、また熱だけ・発疹だけということもよくあるので、「二回やりました」という人のほうが少ないのです。

大きくなってから「うちの子はやってないんですけどだいじょうぶでしょうか」という相談もよくありますが、それは二回ともはっきりした形では出ないですんでしまったということだと思います。

一方、「三回目です」という人もたまにいます。実はいろいろなかぜのウイルスで発疹を起こすことはよくあり、発疹の出るタイミングが発熱の後だと、突発性発疹との区別はつきません。くわしい血液検査などをすれば、それが突発性発疹なのか、ほかのウイルスによるものなのかわかりますが、わざわざ調べる必要もないでしょう。

突発性発疹ウイルスがどのようにうつるのかはまだよくわかっていないのですが、子どもから子どもにうつることは非常に少なく、大人の唾液からうつるのではないかとも言われています。したがって、熱が下がって突発性発疹と確定し本人が元気なら、まだ発疹が出ていても登園は可能です。

## 尿路感染症

膀胱《ぼうこう》炎・腎盂《じんう》炎などおしっこの流れる経路に菌が入り込んで起こす病気を尿路感染症と言います。「おとなの女性に多い病気」というイメージをもつ方が多く、「子どもにもそんな病気があるんですか?」とびっくりされる方も多いのですが、小児科ではよくある病気の一つです。赤ちゃんでは女の子より男の子に多く見られます。

おとなでは、ふつう「おしっこをすると痛い」「腰のあたりが痛い」などの症状をともないますが、乳幼児では熱だけということが多く、おしっこの検査をしてみないとわかりません。ところが赤ちゃんのおしっこは採るのが大変です。それ用の袋を貼りつけて採るのですが、ずれてしまってうまく採れないことも多いのです。細い管を入れて採る場合もあります。

子どもの尿路感染症は、もともと膀胱から腎臓へおしっこが逆流するような異常をもっているために起こっていることがあり、とくにくりかえす場合などはくわしい検査が必要です。また抗生物質でしっかり治療する必要がありますが、そのためにも正確な診断が必要です。二～三日抗生物質を飲んだだけでも熱は下がってしまうことがありますが、ちゃんと治っていないうちにやめるとぶりかえすことがあります。また、何度もくりかえすと腎臓が悪くなる場合があります。

「原因がよくわからないけど、熱があるからとりあえず抗生物質」という使い方は避けたいものです。

## かぜ症状のない高熱

「潜在性《せんざいせい》菌血症」という病気のときにも「高熱・かぜ症状なし・元気」ということがあり注意しないといけません。ただ、そのおもな原因菌はヒブと肺炎球菌なので、そのワクチンがすんでいれば、潜在性菌血症を起こす可能性は非常に低くなります。

「最近小児科に行くと『ヒブと肺炎球菌ワクチンはやりましたか?』とよく聞かれる」と感じているお母さんは多いのではないかと思いますが、そういうわけで子どもの病気の診断をするうえで、非常に重要な情報なのです。

ほかにも、かぜの初期で熱だけ出ている場合などもあります。すぐには診断がつかず「ちょっとようすをみましょう」となることは多いと思います。症状の悪化がある場合は翌日でも受診を。また、三日たってまだ熱があれば、やはりもう一回診てもらったほうがいいでしょうね。

# 10 ノロウイルス

基本的な症状や対処は同様ですが、ほかのウイルスに比べ、ノロはうつりやすい、吐きやすい、何度もかかるといった特徴があります。

## 二〇〇二年に登場？

ノロウイルスは以前いろんな名前で呼ばれていたものが、同じウイルスであることがわかり、二〇〇二年に国際学会でノロウイルスという名前に統一されたのです。だから、名前は突然出てきましたが、病気自体は昔からあったのです。でもそのころ耳になじみのない病気が次々と話題になったので「なんだか知らないけど新しいこわい病気の一つ」という印象で受けとめた方が多かったと思います。

さらにそのころから「老人施設でノロウイルスの集団感染があり〇人が死亡！」といった報道が次々あり、よけいにその印象が強くなったのだと思います。ただしこうしたお年寄りの場合、ノロウイルス胃腸炎自体が重症になったの

ぼく「おなかのかぜですね」

母「ああ、よかった。ノロとかじゃないんですよね」

ぼく「いや、ノロかもしれません。この時期一番多いのがノロなので」

母「え〜！　だいじょうぶなんですか？」（かなり不安そう）

といったやりとりがよくあります。

ノロウイルスは、本当の姿よりは少し過剰にこわがられているのではないかと思います。おなかのかぜ（ウイルス性胃腸炎・嘔吐下痢症などいろんな言い方をします）は、ノロのほかにロタ・アデノウイルスなどが原因となります。

ではなく、もともといろんな病気があり体力も落ちている方が、吐いたことによって吐物で窒息するとか、気管支に入って誤嚥《ごえん》性肺炎を引き起こすとかいったことによって亡くなったケースが多いと思われます。

## 脱水に注意

ノロウイルスの潜伏期間は一～二日。突然の嘔吐で始まり数時間から半日程度で吐き気がおさまり、少し遅れて下痢になり、これは数日続くという経過をとることが多いです。小さい子では下痢は長引く傾向があります。

吐き気が止まらなくなったり、あんまり下痢がひどかったりして、脱水になることがあるので注意が必要ですが、脱水にならなければ、ほとんどは自然に治ります。発熱することも多いのですが、たいてい二日くらいで下がります。秋から冬にかけて多くなります（ロタウイルスは冬から春にかけて多くなります）。

脱水になると、おしっこが出ない、泣いても涙が出ない、口の中が渇《かわ》くなどといった症状が見られ、かなりぐったりしてきます。こうした場合や、半日（十二時間程度）たっても吐き気がおさまらないときは、受診したほうがいいでしょう。

症状や診察したようすから「おなかのかぜ」であることは特別な検査なしでたいてい診断がつきます。「ノロじゃないか調べてもらって」と言われて来る子がいますが、便を使ったノロウイルスの簡単な検査は、ノロなのに「異常なし」と出てしまう場合もあり、また、ノロだとわかっても治療方針は変わりません。

## うつりやすい

ノロウイルスのやっかいなところは、大変うつりやすいということです。吐物や便がほかの人の口に入ることでうつります。吐いている間や元気がないときはもちろん登園はできませんが、問題は、吐き気が止まり元気だけれど下痢が続いている場合です。

厚労省の「保育所における感染症対策ガイドライン」には、登園基準として「嘔吐下痢等の症状が治まり普段の食事ができること」と書いてありますが、「下痢が治まる」とは実際にどのくらいのことでしょうか。完全に普通便が出るまで待つとなると、かなり長期にお休みをしなくてはいけない子も出て「とても無理」ということになります。

おむつをしている子では、水様便や泥状便の場合、おむつからはみだしてズボンにじんわりしみ出していることがあります。この状態ではウイルスをまき散らすことになりますから、確実におむつの中にとどまるくらい（軟らかいけど形はあるという程度）になることが必要だろうと思います。

胃腸炎をめぐっては、保育園と保護者とで受けとめ方にかなりギャップがあると感じます。お母さんから「保育園でこのくらいの下痢なのに『お休みして』って言われちゃうんです」という愚痴をよく聞きます。

まるで元気なこともよくあるし、こちらは「脱水になりさえしなければ自然に治る」と安心させる説明をするから、よけいにそうなのかもしれませんね。「でも、すごく伝染力が強くて、このかぜが流行すると必ず点滴したり入院したりする子が出るので、保育園側としては、どうしても慎重になってしまうんですよ」とお話ししてはいるのですが。

## 水分と食事の与え方

胃腸炎は、水分や食事のとり方に気をつける必要があります。

ひどく吐いているときは少し待ちます。吐き気がおさまってきたら、水分を少しずつとらせます。子どもはちょっと吐き気がおさまるとがぶがぶ飲んでまた吐くということがよくあるので、いきなりたくさん飲ませるのではなく、まずスプーン一〜二杯、一〇分程度ようすを見て吐かないようならその倍、一〇分たってまたその倍……というふうに増やしていきます。

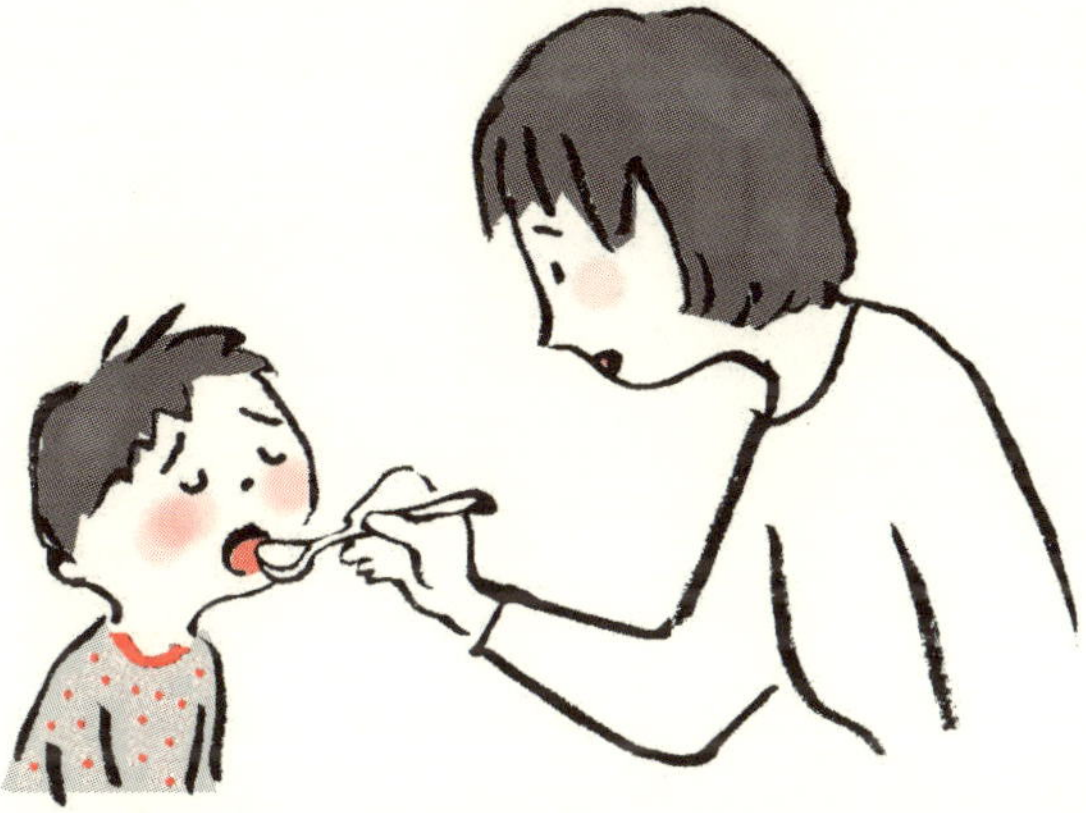

ここで大事なのは何を飲ませるかということ。水分だけでなく塩分・糖分もとる必要があるので、一番よいとされるのは「OS-1」などの経口補水液です（だいたいどこの薬局でも売っていると思います）。水一リットルに砂糖小さじ四・五杯、食塩小さじ〇・五杯を入れれば同様のものが作れます。

そして吐き気がおさまったら、なるべく食事はふつうのものを食べさせるほうがいいと言われています。ミルクは基本的に薄める必要はありません。

軽い脱水なら、点滴をしなくてもこのやり方で治っていきます。実際、昔に比べると小児科では点滴をすることはかなり少なくなりました。しかし少し前までは「早めに点滴」「下痢がひどい間は絶食」「たんぱく質はなるべく遅めに」というのが「常識」だったので、とまどう方も多いと思いますが、考え方がかなり変わってきているのです。

# 11　マイコプラズマ感染症

## なんだかこわそう？

「マイコプラズマ」ということばを聞いたことのある方は多いと思います。どんなイメージをお持ちでしょうか。耳になじみのないカタカナの名前の病気は「なんだかこわそう」という感じがするかもしれません。

テレビなどでもときどき取りあげられていますす。ぼくもたまたまニュースの中で紹介されているのを見たことがあります。「子どもに肺炎を起こす病気だが、なかなか肺炎とわからないことがあるので、注意が必要」といった内容でした。何一つ間違ったことは言っていないのですが、「これを見た人は、必要以上に心配するかもしれないなあ」と思いました。

それは一つには「肺炎」という病名を「とてもおそろしい病気」というイメージで受けとめる方が多いからです。「マイコプラズマ＝肺炎」「肺炎＝命にかかわるこわい病気」「そんなことになったら大変！」という感じで、すごく心配になってしまうのです。

## 二つの誤解がある

ここには二つの誤解があります。

まず、以前にも書いたとおり肺炎は小児科では非常によくある病気の一つであり、わりあい軽いものも多いのですがマイコプラズマ肺炎は、この軽い肺炎の代表のようなものです。

もう一つ、この菌にかかったうちで肺炎になるのは三～五％と言われ、かかっても多くは軽いかぜ程度の症状で自然に治ってしまったり、なんの症状もなくすんでしまったりします。

だから、よく「マイコプラズマがはやっているんですが、だいじょうぶでしょうか」というお母さんの質問に「マイコプラズマかもしれませんね」とだけ答えると、こちらは「マイコプラズマだったとしても、この程度なら自然に治るから心配ないでしょう」というつもりだったのに、お母さんは「肺炎かもしれない。大変なことになっちゃった」と重く受けとめて、ものすごくすれ違ってしまうことがあります。

## けっこう元気なことが多い

潜伏期間は一～四週間程度。そんなに伝染力が強くはありませんが、家族とか同じクラスなど、接触が密な関係ではうつることがよくあります。肺炎になるのは学童から若い成人に多いと言われます。

乳幼児でもかかりますが、その場合、肺炎にまでいかないで、かぜや気管支炎程度ですむことが多いようです。

熱が出て咳がひどいけれど、比較的元気であり、見たところ「肺炎」という感じがしないことが多いのです。そのうえ、聴診器で胸の音を聞いても肺炎らしい音がしないことがよくあり、「胸の音も異常ないし、元気もあるし、かぜでしょう」と言って帰したけれど、三～四日して「まだ熱が下がりません」というのでレントゲンを撮ったら肺炎の影があってびっくりということがよくあります。

この場合びっくりしているのはお母さんで、こちらは「肺炎だったとしても、この元気さならきっとマイコプラズマだろうし、あわてなくてもいいな」と初めから考えていたから、別にびっくりもしていないのですが、最初にお話ししたように、「肺炎」ということばのイメージから深刻な受けとめになってしまうことがあるので、ていねいな説明をする必要があります。

正確な診断には血液検査が必要になりますが、症状や周囲の流行状況などからだいたい見当がつく場合もあります。

咳は夜間にひどく、熱が下がってからも長引く傾向があります。一回かかると免疫ができますが、だんだん弱くなるので、またかかることもあります。

## 効く薬・効かない薬

マイコプラズマには「マクロライド系」と言われる抗生物質がよく効くとされますが、最近これの効かない「耐性菌」が増えています。「テトラサイクリン系」という抗生物質も効きますが、八歳未満の子どもでは歯に着色するなどの副作用が出ることがあるので、注意が必要です。

かぜや肺炎以外の症状としては、中耳炎・副鼻腔炎《ふくびくう》・気管支炎のほか、発疹《ほっしん》・肝機能障害などを起こしたり、喘息《ぜんそく》が起きやすくなったりすることがあります。さらに、髄膜炎《ずいまく》・脳炎・心筋炎といった重い症状を引き起こすことも、ごくまれにはあります。

## ことばのイメージにとらわれずに

そういうわけで、基本的にはあまりこわがる必要はありませんが、肺炎自体はあまり重くないけれど、水分もとれず脱水の心配があって入院するという場合もあるし、重い合併症を起こすようなことも、中にはあります。

「マイコプラズマ」とか「肺炎」ということばのイメージにとらわれずに、その子がどんな状態なのか、けっこう元気なのか、かなり具合が悪そうなのかに注意して、ようすを見てください。

マイコプラズマの登園停止については、法律上の明確な規定はありませんが、熱が下がり、咳も軽くなり元気になれば、伝染力も落ちてきていると考えてよいと思います。つまり、ふつうのかぜと同じような考え方です。

# 12 急性中耳炎

ひなた君は九か月。「二〜三日前から咳と鼻水が出ていたのですが、昨日から熱が出ました」といって小児科にやってきました。お母さんは「かぜ」と思っているようすです。

「耳鏡《じきょう》」という器具を使って耳の奥を見ると、鼓膜が赤くなり、その内側に膿《うみ》っぽい水がたまっているのが見え、さらに鼓膜の一部が水ぶくれのようにはれています。「中耳炎ですね」と言うと、お母さんは「ええ！　こんなに小さいのに？」とびっくり。

急性中耳炎は子どもでは非常によくある病気です。ゼロ歳のうちに三〇％、二〜三歳までに七〇％程度の子が一回以上かかるといわれます。赤ちゃんにもざらにある病気なのです。

## 子どもは中耳炎になりやすい

中耳炎というと「お風呂やプールで耳に水が入って起こる」と思っている人が多いですが、実はそんなことはめったにありません。中耳炎は鼓膜の内側の中耳腔《くう》というスペースの病気ですから、鼓膜の外側（耳の穴から鼓膜までの洞穴のようなところ＝外耳道）に水が入っても、とくに関係ないのです（外耳道炎を起こして、耳が痛くなることはありますが）。

中耳炎はふつうかぜにともなって起きてきます。中耳腔とのどは、耳管《じかん》という管でつながっていますが、かぜをひいたとき、のどの菌がこの管を通って中耳腔まで入りこむのです。子どもはかぜをひきやすいうえに、おとなに比べ、耳とのどの距離が近くのどの菌が耳に行きやすいので、中耳炎になりやすいのです。

中耳炎の症状は、発熱、耳の痛み、耳だれなどです。耳をさわるしぐさでわかる場合もありますが、赤ちゃんの場合は「なんだか不機嫌」ということも多いのです。

ひなた君も「そういえば昨夜はずいぶんぐずってたんですけど、今朝からは機嫌はよくなりました」という話でした。中耳腔に膿っぽい水がたまってくると、すごく痛いのです。でも、鼓膜が水ぶくれのようにはれたり、鼓膜が破れて水が外に出てしまう（これが耳だれです。鼓膜は破れてもすぐまたくっつくのでとくに心配はいりません）と、痛みはおさまりケロッとしてしまうことも多いのです。ひなた君はたぶん、夜中に鼓膜がはれて、痛みがおさまってきたのでしょう

## 抗生物質を使うか？

急性中耳炎というと抗生物質を使わないと治らないと思っている人も多いのですが、実は抗生物質を使わずに自然に治る場合も多いのです。抗生物質はむやみに使うと効かなくなる（耐性菌が増える）ので、使わずにすむならなるべく使わないほうがいいのですが、どんな場合に抗生物質を使うかは、医者の中でも意見がいろいろあります。少なくとも「耳を痛がったから前の残りの抗生物質をとりあえず飲まそう」といったことはしないで、診察を受けたうえで医師に判断してもらってください。

中耳炎かどうかは、お父さんお母さんが耳をのぞきこんでもわからないため、一回中耳炎をやると、かぜをひくたびに「また中耳炎になったらどうしよう」と心配になってしまう方もよくいます。でも先ほどお話ししたように自然に治ってしまうことも多いので、知らないうちに中耳炎になっても知らないうちに治ってしまえばそれはそれでよいのです。

でも、耳を痛がる、耳だれが出た、かぜのようだが熱が四〜五日以上続くといった場合には、診察を受けるようにしたほうがいいでしょう。

中耳炎を疑った場合、何科にかかるのがいい

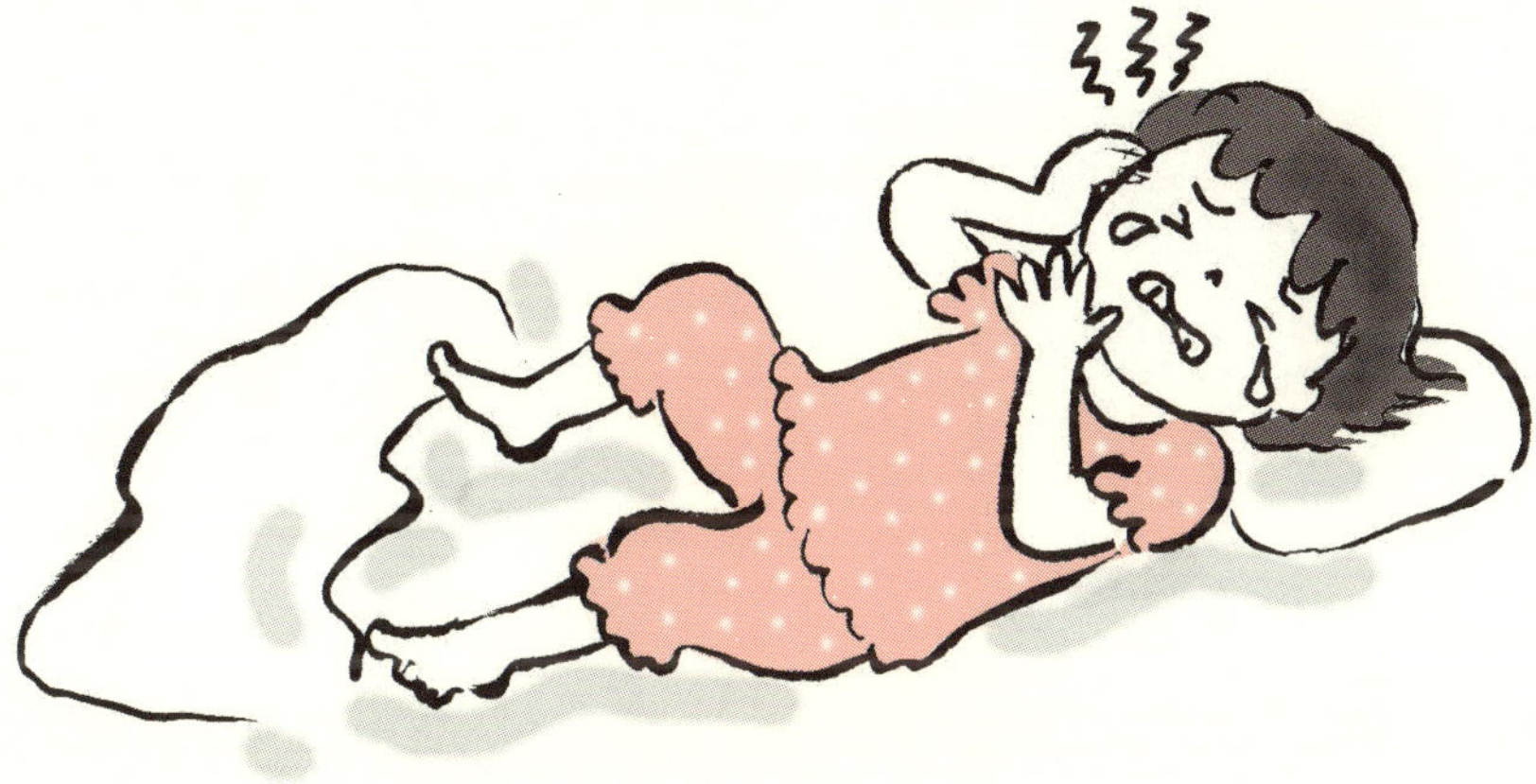

でしょうか。耳については耳鼻科のほうが専門ですが、その子は中耳炎だけにかかっているわけではなく、かぜもひいていることが多いのです。アレルギーもあったり、熱を出すとけいれんしやすかったりといった場合もあります。可能であれば全部一か所で丸ごとみてもらえるのが理想です。小児科医の中でも、耳の診療をするかどうかは人によって違います。かかりつけの医師に、率直に聞いてみるのがいいと思います。

## 夜中に耳を痛がったら

夜中に子どもが「耳が痛い」と泣き叫ぶために救急病院に駆けこんだという経験をもっている方は多いと思います。

本当にすごく痛がるので無理もないとは思いますが、中耳炎の痛みは耳だれが出たりしなくても、たいてい数時間から半日程度でおさまります。その間の対処としては痛み止めを使うくらいです。解熱剤が痛み止めとしても使えますから、とりあえずそれを使い、翌日受診してください。救急病院に行ったとしても、その場での処置としては、解熱鎮痛剤を出すくらいしかありません。

耳だれが出た場合も、緊急性はありません（びっくりはしますが）。綿棒などで見える範囲の耳だれを取り除き、翌日の受診で十分です。

## 耳あかは無理に取らなくてもいい

ぼくは鼓膜を見るために耳あかを取ることがよくあります。そうするとお母さんが「私の手入れが悪くてすみません」と、ものすごく恐縮されることがよくあります。

耳あかは無理に取らなくてもいいです。耳あかがたまったために中耳炎になるわけではありません。小さい子どもはたいてい耳あか取りがきらいです。じっとしていてくれません。それを無理に取ろうとすると、つついて出血させてしまうこともあります（つついたとしてもそれほど大ごとではありませんが）。

四～五歳くらいになると、耳あかを取ってもらうのが気持ちよくて、じっとしていてくれるようになる子が多いようです。それまでは無理をしないでください。

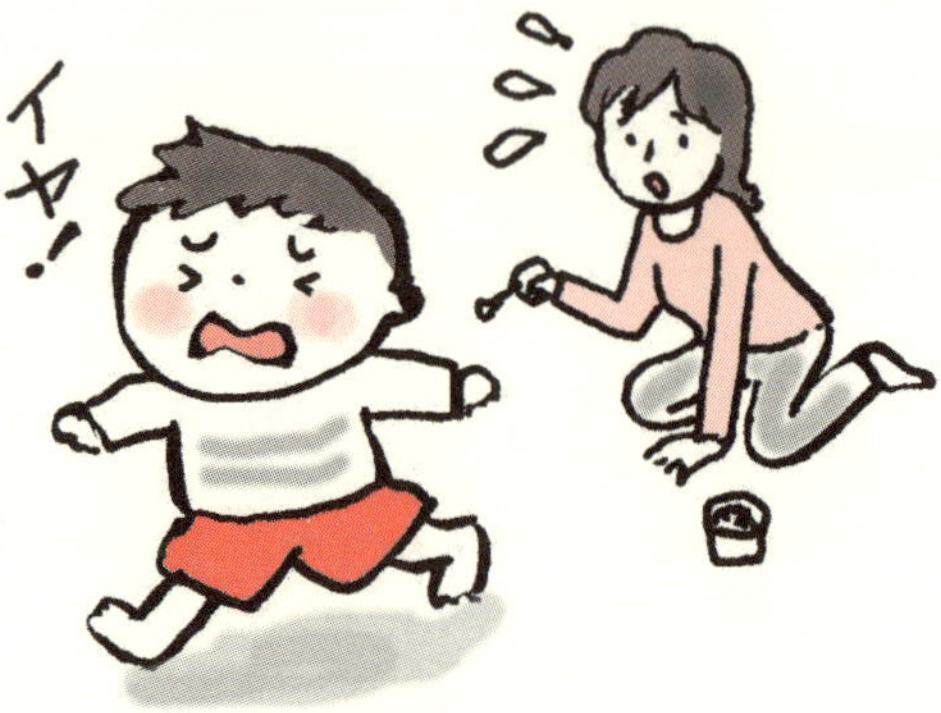

# 13 川崎病

「川崎病」というと昔は「川崎市の公害病ですか？」と聞く人もいました。いいえ、川崎富作という小児科医が一九六二年に初めて報告したのでそういう名前になったのです。

初めは「熱や発疹《ほっしん》が出るが自然に治る病気」と見られていたのですが、一九七〇年代になって、この病気にかかった子どもの中から死亡例が報告され、マスコミが「子どもが突然死する現代の奇病」といった取り上げ方をしました。そのころの印象が強くて「死んじゃう病気じゃないの？」という心配をされる方もいますが、命にかかわるようなことは、今では非常に少なくなっています。

## 六つの主要症状

川崎病の患者数は、二〇一〇年の統計では全国で年間一万二〇〇〇人あまり。小児科ではよくある病気の一つなのです。おもに四歳以下の子どもがかかり、ゼロ歳後半がもっとも多くなっています。

原因はまだわかっていません。診断方法も「この検査でこういう数字が出れば確定」といったものはなく、六つの主要症状のうち五つあれば確定、四つでも心臓の合併症があれば確定ということになっています。しかし、中には三つ以下でも川崎病だろうと考えられる場合もあります。

主要症状とは、①発熱、②目の充血、③唇・舌・口の粘膜が赤くなる、④発疹、⑤手足が赤くはれる、熱が下がったときに爪の先かち皮がむける、⑥首のリンパ節がはれる、というものです。

## ガンマグロブリンで治療

川崎病にかかった場合、発熱などの症状は何もしなくてもいずれ自然になくなりますが、問題は心臓の合併症です。もっとも多いのが、冠動脈という心臓自身に血液を送る血管が拡張したり、動脈瘤《りゅう》といって、こぶ状にはれたりするというものです。こういった血管の異常があると、そこで血液の流れが乱れて血栓という血のかたまりができ、これがはがれて先へ行って詰まると心筋梗塞《こうそく》となり、場合によっては亡くなることもあるのです。治療をしなければ、約半数に冠動脈の一時的な拡張がみられ、一〜二割は後遺症として残ると言われます。

この心臓の合併症を予防するために、ガンマグロブリンという薬が使われます。ガンマグロブリンは血液製剤で、アレルギーなどの副作用が出る場合もあり、あまり気軽に使う薬ではありませんが、最近では川崎病にかかった子どもの九割に使われるようになりました。これによって心臓合併症は、一時的なものが九％、後遺症を残すものも三％に下がっています。死亡率も、一九六〇〜七〇年代には一〜二％だったものが、二〇一〇年には〇・〇一％になっています。

ガンマグロブリンは、使うタイミングが重要です。冠動脈の異常は発病七日目ころから起きてくる場合が多いので、そうなる前に使いたいのですが、一方で、初期の診断がなかなかむずかしいという問題があります。

## 症状の似た他の病気

主要症状が全部そろうとかなり特徴的で、小児科医なら「これはきっと川崎病だ」と見当がつきますが、他の病気で似た症状を起こすものもいろいろあるのです。

たとえば川崎病に特徴的な所見のひとつに「苺舌《いちごじた》」があります。舌が赤くなり舌のブツブツ（舌乳頭）がはれて目立つのですが、これは溶連菌感染症でも見られます。溶連菌も熱が出て発疹やリンパ節のはれがみられることがあり、とても似ています。また、咽頭結膜熱では、熱が出てのどが赤くなり目が充血します。「伝染性単核球症」といって、熱・発疹・扁桃が赤くなる・首のリンパ節がはれるといった症状のみられる病気もあります。ちょっとしたかぜのウイルスで発疹をともなうものもあります。

さらにやっかいなところは、すぐに全部の症状がそろうわけではないという点です。もしかぜと言われていても、川崎病を思わせる症状が出てきた場合は、翌日でもまた受診しましょう。また、心配なら「川崎病ではないですか?」と率直に聞いてみるのがいいと思います。

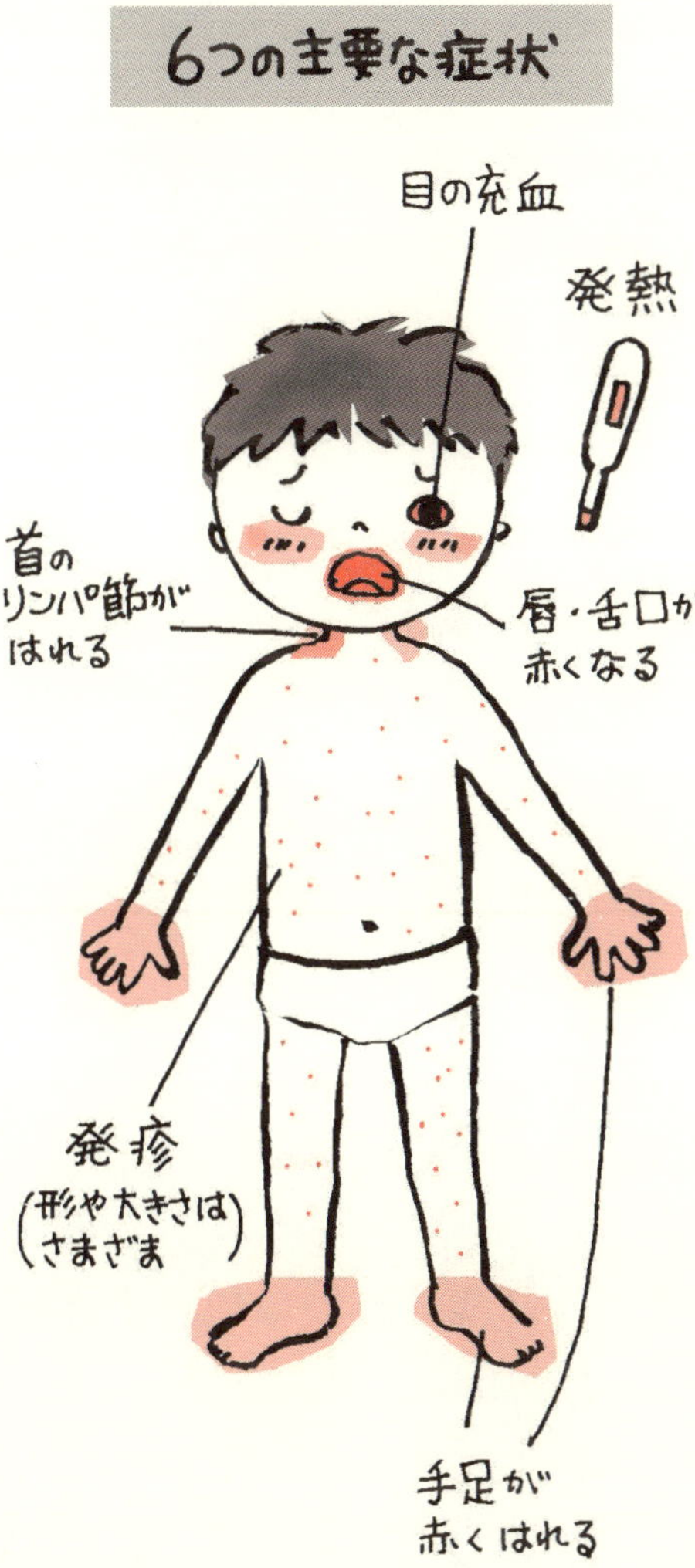

# 14　みずいぼ

夏が近づくと、みずいぼをどうするか悩む方も多いのではないでしょうか。

## みずいぼとは？

正式には伝染性軟属腫《でんせんせいなんぞくしゅ》といいます。一～三ミリ程度の盛り上がったいぼで、中心がちょっとへこんでいるので、慣れた人なら一目でそれとわかります。

二～五歳くらいに多く、とくにアトピー性皮膚炎の子がかかりやすく、少しかゆみをともなう場合があります。ウイルスが原因で起こるのですが、このいぼの中には白っぽいかたまりがあり、かきこわすとこのかたまりの中にあるウイルスをまわりに広げることになるので、周囲にいくつもみずいぼができることになります。半月ぐらいの間にどんどん増えて、びっくりすることがあります。

しかし、どんどん広がっていって全身みずいぼでおおいつくされるかというと、そうはなりません。数か月から二年程度で、このウイルスに対する抗体ができて自然に治ります。

かきこわしたところから細菌が入りこんで化膿するといった合併症を起こすことはありますが、「放っておくとがんになる」などといった悪いものではなく、そういう意味ではきわめて良性の病気です。

## どう対処する？　プールは？

治療方法としては、専用のピンセットで取りのぞく方法が早くて確実ですが、痛いです。たくさんできている場合には、泣き叫ぶ子どもをみんなで押さえつけて、血だらけになりながら次々むしりとっていく……といったことになります。ほかに、液体窒素や硝酸銀という薬品を使う手もありますが、いずれも痛みをともないます。

こうして一回取りのぞいたらすっかり治ってしまうかというと、まだ小さいのが取りきれずに残っていて、しばらくするとまた増えてくるという場合もあります。

ヨクイニンという薬やハトムギ茶を飲むという治療法もありますが、効果が確実というわけではありません。

みずいぼにどう対処するかをめぐっては、医者の中でも大きな意見の違いがあります。皮膚科では「自然治癒するとはいっても長期間かかるし、ほかの子にうつすこともあるのだから、積極的に取るべきだ」という意見が多く、小児科では「良性で自然に治るのだから、痛いことはせず自然治癒を待とう」という意見が多いです。

医学的には、どちらが正しくどちらが間違っていると単純に言える問題ではありません。でも保育園では、かかる医者によってまったく逆のことを言われて困る場合も多いだろうと思います。

保育園で一番問題になるのはプールですが、その対処も園によっていろいろで「みずいぼのある子はプールには入れません」というところも、「プールには制限なし」というところもあります。おそらく多くの園で毎年「どうするのが一番いいんだろう」と悩みながら、プールの季節を迎えたのだろうと思います。

## 病気がうつるということ

みずいぼについて考えるときに、一つ押さえておきたいのは、「病気がうつる」ことをどうとらえるかということです。

お父さんお母さんの中には「病気がうつる」ということに対し、強い嫌悪感をもつ人もいます。

「保育園でうつされてきたんです！」と「あってはならないことが起こった」というニュアンスで訴えてくる方がたまにいて、「それは普通のことなんですよ」と説明したりします。

第Ⅰ部2章でお話ししましたが、子どもは保育園のころにたくさんのウイルスにかかって免疫をつくり、じょうぶな体をつくっていくものなので、保育園で病気をうつされてきたということは、子どもにとってごくあたりまえな出来事です。

もちろん重い合併症を起こすような病気は別です。麻疹《はしか》などの場合は、かなり厳密な対処が必要です。それほどではないにせよ、水ぼうそう・おたふくかぜなど法律で登園停止が定められている病気についても、きちんとした対処が必要でしょう。

でもそれ以外の多くのかぜなどは、うつったからといって重い合併症を起こすことは（ゼロではありませんが）非常に少ないし、ほとんどは自力で自然に治っていきます。

そうした基本的なことをお互いに承知していれば、「うつす・うつされる」ということに対して過剰に反応することもなくなるのではないかと思うのです。

みずいぼも大きく言えば、そうした「うつったとしても重い合併症を起こすことなく、いずれ自然に治る病気」の一つです。

## 厚労省のガイドラインと皮膚科の統一見解

では、実際にどうしたらいいのか。

厚労省の「保育所における感染症対策ガイドライン」には「掻《か》きこわし傷から滲出《しんしゅつ》液が出ているときは被覆《ひふく》すること」「プールや浴槽内の水を介して感染はしないが、ビート板や浮き輪、タオル等の共用は避ける。プールの後はシャワーでよく流す」としてあります。

さらに二〇一三年には日本臨床皮膚科医

会・日本小児皮膚科学会が「プールに入ってもかまいません」とする統一見解を発表しました（学校感染症　第三種　その他の感染症：皮膚の学校感染症とプールに関する統一見解）。

今後はこの方向で考えていくのがいいと思います。

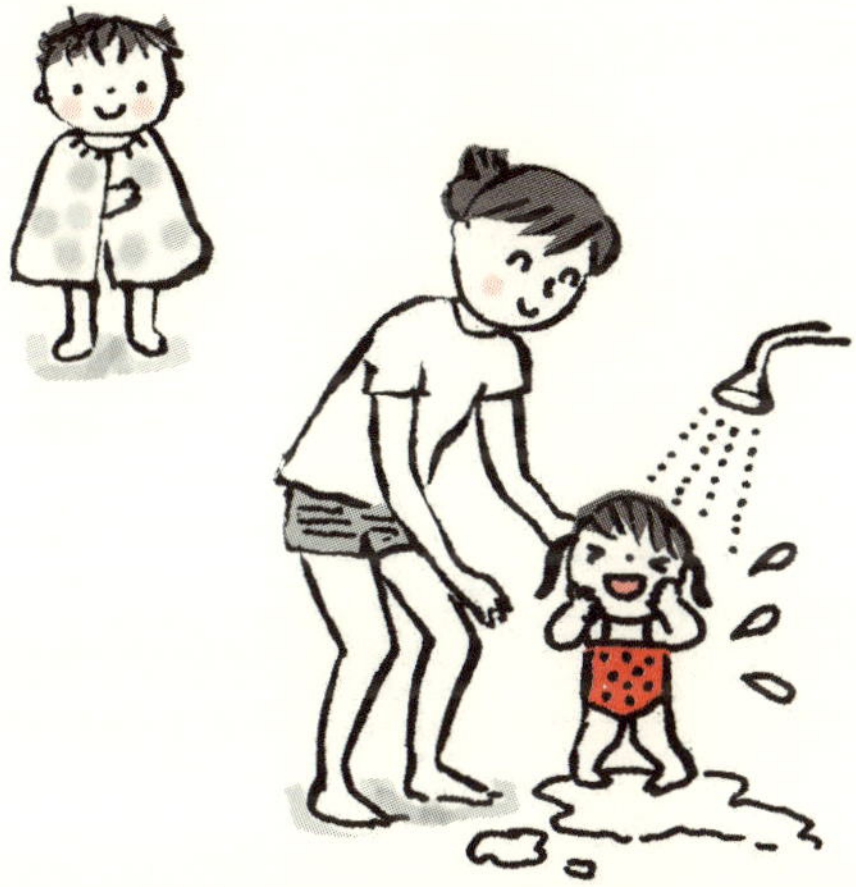

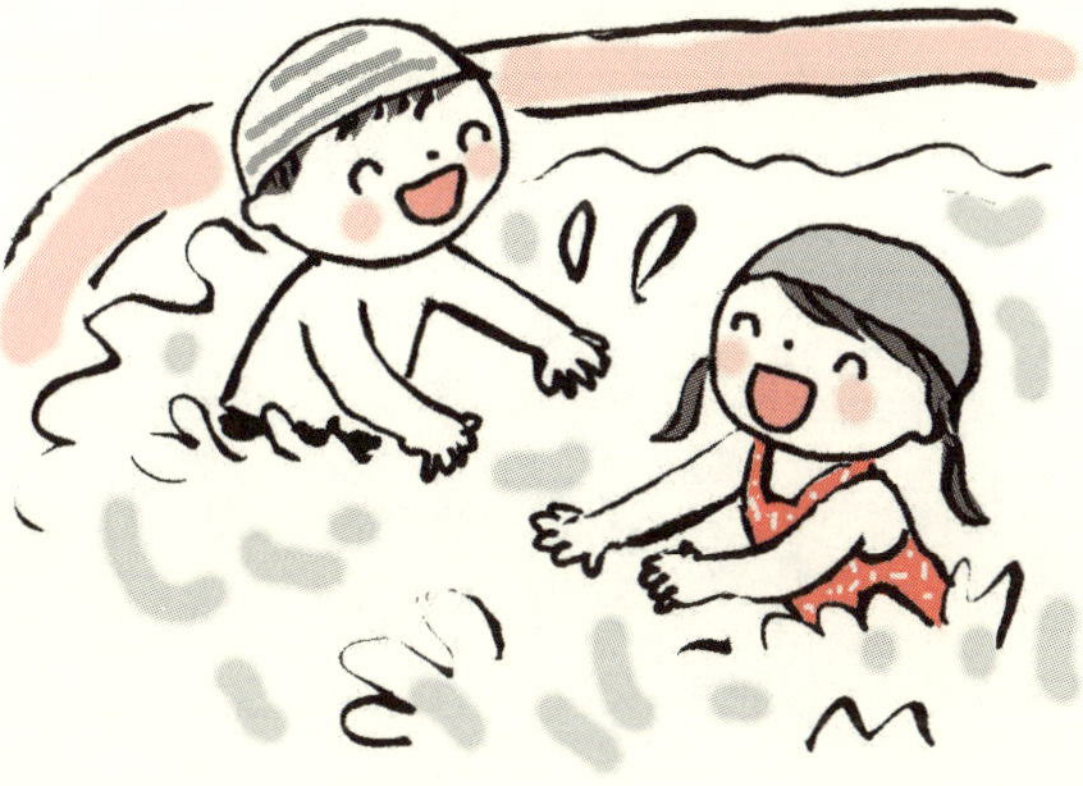

# 15 アトピー性皮膚炎

アトピー性皮膚炎は子どもにはとても多く、そして誤解の多い病気です。

## アトピー？　乳児湿疹？

「健診では『アトピー』って言われたのに、皮膚科に行ったら『乳児湿疹《しっしん》』って言われたんです」といった話はよく聞きます。

でも、とくに赤ちゃんの場合、アトピーとそうでない湿疹とははっきり区別できないことも多いのです。

明確にどっちと言えない場合、医者によって「乳児湿疹でしょうね」と言ったり、「アトピーの可能性がありますね」と言ったりします。そうすると、本当は医者の判断はそう違っていないけれど、お母さんは「ぜんぜん違うことを言われた」と混乱してしまうことがけっこう多いのです。

アトピーかそうでないかは、さしあたってはあまりこだわらなくてよいと思います。アトピーも乳児湿疹も、多くは大きくなるにしたがって自然に治っていきます。今大事なのは、この子の湿疹は放っておいてもいいものなのか、何か手当てが必要だとすれば、それはどんなものなのかということです。

## 薬をやめると悪くなる？

「薬を塗るとよくなるけど、やめるとまた悪くなるんです。根本的にはちっとも治っていないんです」という相談もよくあります。これ、実はあたりまえなのです。たとえば卵アレルギーで、卵さえ食べなければすっかりきれいになってしまうという子も、中にはいます。でも多くの場合は、ただちに治ってしまって塗り薬を使う必要もない状態になるということはありません。

そう言うと、薬を使うのは、なんだかその場しのぎでお茶を濁《にご》しているような感じがするかもしれませんが、そうではないのです。アトピーはかゆみが強く、それ自体が大変な苦痛ですし、引っかくことで湿疹がもっと悪くなることも多いのです。かゆみを抑え、少しでも楽にしてあげて、それ以上に悪くなることを避けることはとても大事なことなのです。

では、どんな薬をどのように使っていくのがいいか。

それは一人ひとり違います。また季節によっても変化があります。そのときのその子に合った治療を、主治医とよく相談して決めていく必要がありますね。

## ステロイドはこわい？

「ステロイド（副腎皮質《ふくじん》ホルモン）は使いたくないんです」というお母さんもよくいます。

副腎とは腎臓のわきにある小さな臓器です。ステロイドはそこで作られているホルモンで、人間が生きていくうえで欠くことのできないものです。

「ステロイド」ということばを、たとえば「ダイオキシン」と同じようなイメージでとらえていて「あんなものに手を出したら人間おしまいよ！」というニュアンスで話される人もいますが、決してそんなものではないのです。

飲み薬や注射で長期に使った場合などは全身的な副作用が出ますが、塗り薬の場合は、強いものをよほど長期に使うのでなければ、全身的な影響が出ることはまずありません。

でも副作用について話される場合に、これらが混同されて、全身的な副作用がわずかな塗り薬でも出るように言われて、こわがられていることも多いのです。

## ちゃんと塗っていますか?

薬はどのくらいの量を塗っていますか?　チューブから人差し指の関節一つ分押し出した量をおとなの手のひら二つ分の面積の皮膚に塗る、というのが量の目安です。一回実際に自分の両手に塗ってみてください。けっこうべたべたしています。これで約〇・五グラム。軟膏《なんこう》の小さいチューブが一本五グラムなので、一本が一〇回分。一日二回塗ると五日分です。

「そんなにたくさん塗っちゃっていいんですか?」と感じる方が多いと思いますが、そのくらいしっかり塗るのが基本です。

「ステロイドはやっぱりこわい感じがして、できるだけ薄く塗っていました」という方も多いのですが、おっかなびっくり塗っているので、薄すぎてろくに効いていないということになってしまいます。

医者は、出した薬はきちんと使っているという前提で話を進めますから「これを塗っている

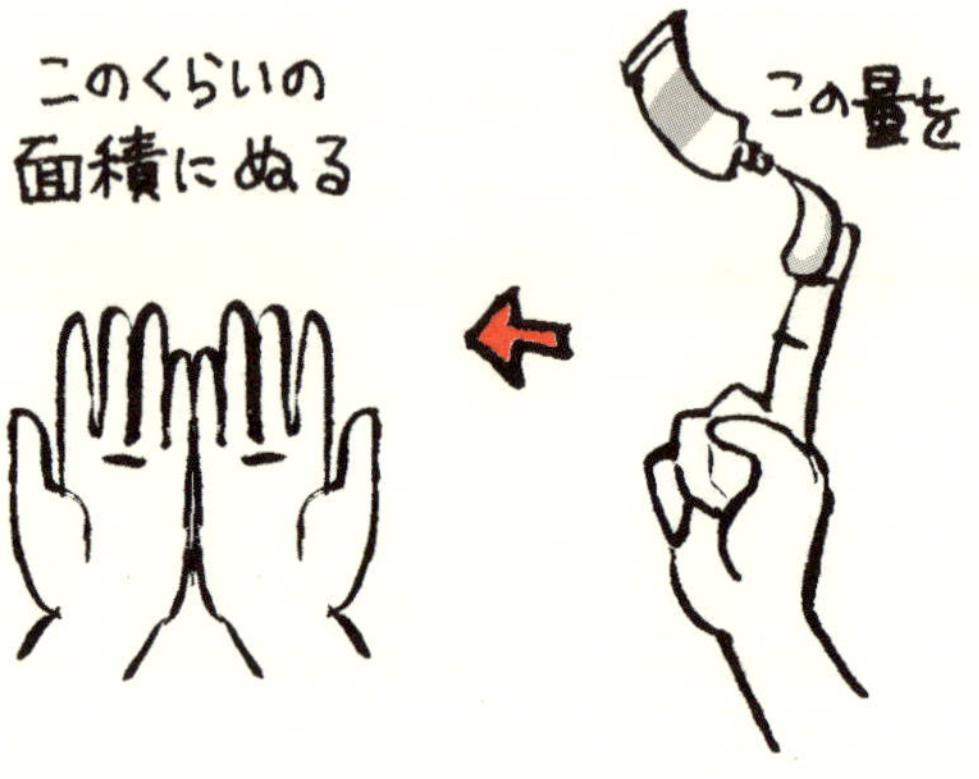

のにこの状態なら、もう少し強めのステロイドにしましょう」ということになってしまったりします。

## お母さんへのサポート

子どもがアトピーだと、たいていお母さんには周囲からかなりのプレッシャーがかかっています。薬を塗れとか塗るなとか、食事を制限しろとかするなとか、「○○がいい」と聞いたからやってみろとか、そんなことをするからいけないのだとか……。

それぞれは心配して言ってくれているのだけれど、そのことで混乱し疲れ切ってしまっているお母さんも多いのです。そういう方は、わが子のアトピーについてあれこれ言われることに身がまえてしまうことがよくあります。

でも、それは無理のないことだと思います。よかれと思って言ってくれるアドバイスでも、お母さんが心配したり努力したりしていることを認めず「そんなことではダメ！」と、お母さんを責めるような形になってしまっている場合が多いからです。まずはお母さんの心配に共感し、がんばってきたという事実に対し、労をねぎらうことが必要なのだと思います。

お母さんの努力は、ときには見当違いのこともありますが、一生懸命がんばったということは間違いないからです。

私たち医者からすると「あやしげな民間療法に走っている」と思われる場合も、お母さんはその民間療法の宣伝のためにわが子を利用しているのではありません。あれこれ迷ったあげく、そのやり方がこの子に合っているという結論にたどりついたわけですから、まずはそれをしっかり聞くところから始めたいと思います。

今の治療法についての意見は違っても「この子にとって一番いいやり方をいっしょに考えよう」という点では一致できるはずだと思うのです。

## 16　熱性けいれん

熱性けいれんは日本人では七～八％に見られ、小児科医にとっては「よくあること」ですが、それ以外の人たちにとっては、本当にこわい出来事でしょう。わが子のけいれんを目の当たりにした親の多くが「このまま死んでしまうのでは」「脳に障害をおこすのでは」と考えます。それはきっと、保育士など専門職でもかわらないだろうと思います。

### 口にものを入れない

けいれんの応急処置として昔から「舌を噛み切ってのどに詰まらせないように、口にスプーンなどを噛ませる」と言われてきましたが、これは間違いです。舌やほほの粘膜を噛んで少し血がにじむという程度のことはあるかもしれませんが、舌を噛み切って死ぬということはありません。むしろあわててスプーンをこじ入れようとして傷をつくってしまったり、タオルを突っこんで窒息しそうになったりということになりかねません。とっさに、お母さんが指を入れてけがをしてしまうこともあります。

決して口にものを入れないでください。

### あわてない

では、どうしたらいいか。まずあわてないことです。ほとんどのけいれんは数分で止まります。けいれんそのもので命にかかわるようなことは非常にまれです。わりあい余裕をもった対応でいいのです。

でも子どものけいれんを見てゆったりしていられる人なんて、めったにいないでしょう。家

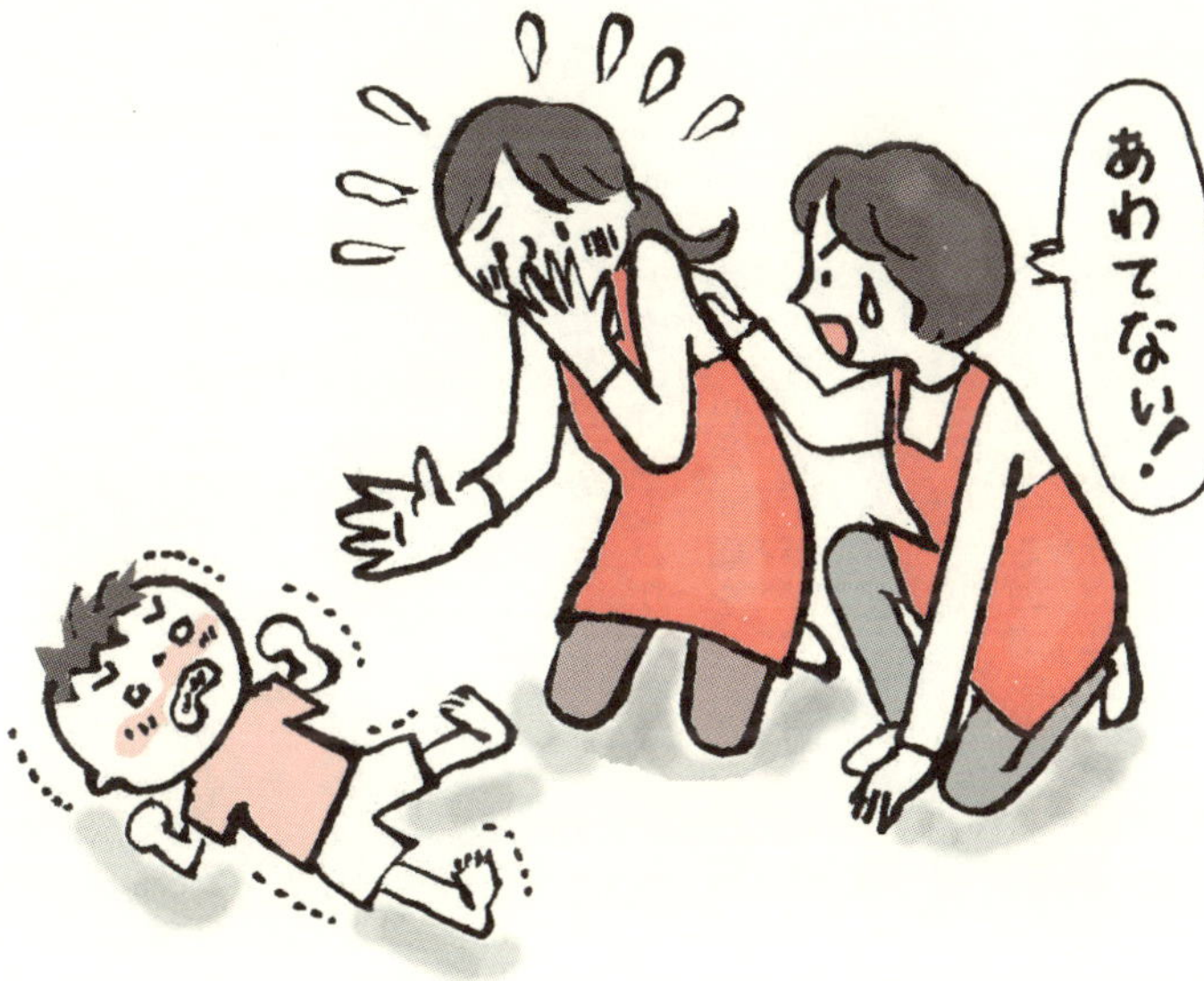


庭で起こった場合はみんなでパニックになっても無理はないと思います。だからぼくは、お父さんお母さんには「あわてちゃってあたりまえですよ」と言います。

でも保育園・幼稚園でけいれんした場合、先生が「キャー」と叫んだりしたら、園中大騒ぎになり、子どもたちが集まってきて、友だちのけいれんを見てトラウマになってしまうかもしれません。

保育士にだって「あわてるな」というのは実は無理な話です。心の中は大パニックでもいいけど、子どもたちを騒ぎに巻きこまない対応をお願いしたいのです。一人でそうした対処はむずかしいですから、まずはほかの職員に来てもらい二人で「あわてないことだよね」と思いだせば、それだけでも少しは余裕がもてると思います。

近くにガラスなど危険なものがある場合は安全なところまで移動します。ほかの子どもたちの目に触れる場合も移動したほうがいいでしょう。ふつうに抱っこして運べばいいのです。

## 横にして見守る

けいれんにともなって吐《は》くことがあります。仰向けに寝ていて吐くと窒息の危険があるので、子どもがけいれんしたら、寝かせて顔を横に向けて（ちいさい子ならからだごと横に向けて）、吐いても外に出てくるようにします。

もし吐いたらタオルなどで吐物をぬぐいましょう。服（とくに首のまわり）がきついようならゆるくします。思わず顔をバシバシたたいてしまうこともあるのですが、強い刺激はけいれんを長引かせる場合があり、たたいたり強くゆすったりはしないでください。

横に向けたらあとは見守るのですが、このときけいれんの時間を計り、けいれんの状態を観察しておいてもらえると助かります。

けいれんは、一般的には初めに全身を硬直させる強直性《きょうちょくせい》けいれんがあり、続いてガクンガクンとリズムのある動きをする間代性けいれんになることが多いのです。このとき歯を食いしばり、目は上を向いて「白目をむく」状態になり、顔色が紫になり、よだれがたくさん出て泡をふいたようになったりします。しかしよく見ると左右どちらかのけいれんであったり、目が上ではなく横を向いていたり、むしろ力は抜けていて意識がなくなっていることもあります。医学的表現でなくていいので、見たままをメモしておいてもらえると助かります。

慣れないとくわしく観察している余裕はないかも知れません。「できたら」でいいです。

## こんなときには救急車を

熱にともなうけいれんでこわいのは、①けいれんが長引く場合と、②けいれんが実は細菌性髄膜炎や脳炎・脳症などの症状である場合です。

三〇分〜一時間以上のけいれんは「けいれん重積《じゅうせき》」といって緊急事態です。ほとんどのけいれんは数分（多くは二〜三分）で止まります。一〇分を超えるけいれんは重積になる可能性がありますから、救急車を呼んでください。

細菌性髄膜炎では、高熱・頭痛・嘔吐がおもな症状です。脳炎・脳症では意識がなくなります。そしてどちらも顔色が悪くなってぐったりすることが多いのです。だからけいれんはすぐに止まったとしても、意識が一五〜二〇分くらい回復しないとか、頭痛や嘔吐があるとか、顔色が悪くなってぐったりしているとかいう場合は、救急車でないにせよ至急受診してください。

中には一回の発熱でけいれんを二回以上起こすこともあります。結果としては心配のいらないことも多いのですが、受診しておいたほうがいいでしょう。

以上の点に問題がなければ、つまり「数分以内に止まり、意識も回復して、嘔吐も頭痛もなく、くりかえすこともなく、けっこう元気」という状態なら、大急ぎの必要はありません。昼間ならその日のうちに、夜なら翌日受診するくらいでいいでしょう。

でも医学的に緊急性がなくても、親の気持ちとして「あしたでいいよ」と見ていられるかというと、それはむずかしいでしょう。「とにかく病院へ」となっても無理はないと思います。保育園なら家族になるべく早く来てもらうといったところでしょうか。

## くりかえすとき

よく「けいれんはくせになる」と言いますが、熱性けいれんのうちでくりかえすのは三割程度。つまり「これが生涯最後のけいれん」である可能性のほうが高いのです。中にはくりかえしやすい子もいますが、数分程度のけいれんなら何回もやったからといって、脳に障害を起こすとかてんかんになりやすいというわけではありません。くりかえす子は予防の薬を使う場合もありますので、かかりつけで相談してください。

# 17　てんかん

てんかんは大変誤解されている病気です。

てんかんは一〇〇人に一人くらい見られます。規模の大きな保育園ならいつも一〜二人いるのがふつうなのです。ですが、とてもいやなイメージを持つ人が多く、たいていかくそうとします。

お母さん同士の立ち話で「昨夜うちの子喘息《ぜんそく》の発作が出て大変だったの」といった話はしますが、てんかんはそんな気軽な話題にはなりにくいのです。また適切な薬を飲めば発作を起こさなくなることが多いので、そうなればかくしておくことも十分可能です。そのために「お子さんはてんかんです」と話をすると、「どうしてうちの子だけ？　お友だちには一人もいないのに」と孤立感を持たれる方が多いようです。

読者の中にもきっとそういう方がいると思います。だいじょうぶ。あなたと同じ悩みを抱えたなかまはたくさんいるのですよ。

## てんかんとはどんな病気か？

ＷＨＯ（世界保健機関）によるてんかんの「定義」はこうです。

「てんかんとは、種々の成因によってもたらされる慢性の脳疾患であって、大脳ニューロンの過剰な発射から由来する反復性の発作（てんかん発作）をおもな特徴とし、それを変化に富んだ臨床および検査所見表出がともなう」

う〜ん、むずかしいですね。

この「定義」を永井瑞江さんという元養護教諭の方が「ふつうのことば」に翻訳しています（『風邪のかくれんぼてんかん黙示録』信濃毎日新聞社）。

「てんかんは慢性の脳神経疾患です。原因も、

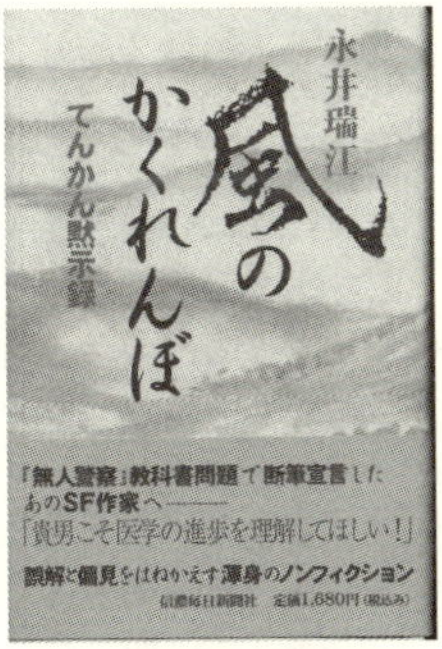


風邪のかくれんぼ
―てんかん黙示録
（信濃毎日新聞社）

症状も、発症年齢も、二次障害のあるなしも、百人百様で一人ひとり違うのです。えっ、それもてんかん？　あらまあ、これもてんかんって、じつにいろいろなのです」

そう、てんかんには多くのタイプがあり、同じタイプでも個人差があり、「じつにいろいろ」なのです。

## 発作の型

てんかん発作というと、「泡を吹いて倒れる」と思っている方が多いと思います。これは「全身性強直間代《きょうちょくかんだい》けいれん」といって、先に話した熱性けいれんの多くで見られるものと同じです。しかしそれだけではなく、からだの一部分のけいれん、数秒意識がとぎれるだけの発作、ボーッとして口をぺちゃぺちゃしたり手で服を触ったりする発作などなど、いろんなタイプがあります。

## てんかんの多くは治る

「てんかんは治らない」と思っている人も多いですが、てんかんの七〇～八〇％は治ります。「治る」という中には、「ある年齢になれば必ず発作は止まる」というきわめて良性のものから、「今は薬が必要だが、いずれ薬もやめられる」というもの、「薬をやめるわけにはいかないが、薬を飲んでいれば発作は起こさない」ものまでありますが、とにかく発作のない状態になれる人のほうが多いのです。

一方、残念ながらいろいろな薬でも発作が止められない場合や、てんかん以外の障害を持っている子もいます。

## てんかんは遺伝するか

てんかんと遺伝について、本には「遺伝しない」と書いてあるものもあるし、「遺伝的要素が存在する」としているものもあります。まったく逆の書き方にも思えますが、その違いは「遺伝」ということばをどういう意味で使っているかでしょう。

てんかんは原因もいろいろです。たとえば細菌性髄膜炎や交通事故の後遺症でてんかんになった場合は、遺伝は関係ないと言っていいでしょう。一方、そうした特別な原因があるのではなく、親から受け継いだ遺伝子が関係する場合もあります。そういう意味では「遺伝的要素」が関係するタイプもあるのです。

しかし「遺伝」というと「子どもがてんかんであれば、親かそのきょうだいのだれかがきっとてんかんであったに違いない」「この子が大きくなって子どもができたら、その子もきっとてんかんになるに違いない」といった受けとめをされる方が多く、「おれの家系にはそういう者はいないから、お前がかくしているんだろう」といった深刻な夫婦げんかになってしまった事例もあります。しかし多くの場合、そんなに率の高い話ではありません。そういう意味での「遺伝」はないのです。

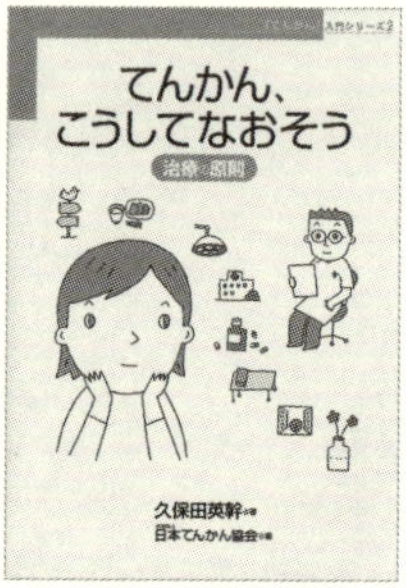

てんかん、こうしてなおそう
（クリエイツかもがわ）

てんかん専門医の久保田英幹さんは「遺伝子が発病にかかわっていることと、親から子に遺伝するということは同じではありません」「てんかんの場合、遺伝子の異常があったとしても発病する確率が非常に低い」という書き方をしています（『てんかん、こうしてなおそう』クリエイツかもがわ）。

こう考えるとわかりやすいかもしれませんね。

## 保育園で配慮すること

園児がてんかんである場合「その子はどんなてんかんで、どんな注意が必要なのか」を確認することが大事です。発作が起きたらどんな対処をしたらいいのか、園での生活やプールなどで制限があるのかといったことですね。

でもぼくは逆に「一番気をつけることは、制限しすぎない、なるべくふつうにすることです」と話すことがあります。不安のために「こんなことをしてはいけないのではないか」と考えて、不必要な制限をしてしまう場合があるからです。

また、てんかんの薬は副作用として眠気やふらつきを起こしやすいものがあります。軽い眠気の場合「いつもより元気がない」といった現れ方しかしないこともあります。保育園でそんなようすがあるときは、医師に伝えるようにしてください。

もう一つ、子どもがてんかんであるというだけで、親は大きな不安や孤独感を抱えている場合が多いということを理解してほしいと思います。「どうしても保育園に言わないといけないでしょうか」という相談はよくあります。園に話してなくて園で発作が起こると「どうして言ってくれなかったんですか！」となるでしょう。園からすれば当然のことです。でも本当に悩んで迷ったうえで、それでも言えないくらいつらい思いを抱えている場合もあるのです。だからたとえば「そんな気持ちでいたのを知らなくてごめんね」と言ってくれると、親はとても救われると思うのです。

日本てんかん協会（http://www.jea-net.jp）が、正しい知識の普及・患者さんへのサポート・制度の改善運動などを行っています。

# 18　精神的なもの？

頭痛・腹痛・吐き気などが、精神的な原因から起きることはよくあることです。しかし「精神的なもの」という言い方は、すごく誤解されます。

## 仮病？

「精神的なもの＝仮病」と思っている人が多いのです。つまり「本当は痛くないのに『痛い』と嘘をついている」というとらえ方です。「今日は休もうか」と言ったとたんに元気になったりするので、仮病扱いしたくなるのも無理はないのですが、本当に具合が悪くなるのです。おとなだってストレスで頭痛や胃痛が起こるのはふつうですよね。それと同じなのです。

何かつらい思いを抱えたときに、それをだれかに伝えることができ、そしてしっかり受けとめてもらえれば、もともとの問題が解決しなくても「わかってもらえた」と安心できます。しかし、子どもはつらさをうまく表現できないことも多いので、からだの症状として現れてしまうことがあります。つまり「痛い」というものすごく遠回しな表現なのですが、「ぼくつらいんだ。それをわかってよ」という意味なのです。

ところが「仮病」というとらえ方をすると、「母さん、その手には引っかからないからね」という対応をしてしまって、「ほら、また始まった」「つごうのいいおなかだね」などと皮肉で返してしまったりします。それは、「あんたのつらさに耳を傾けるつもりはないよ」というメッセージになることがあります。

まずは、けっして仮病扱いしないこと。「痛いの？　それはつらいねえ」と、訴える症状は

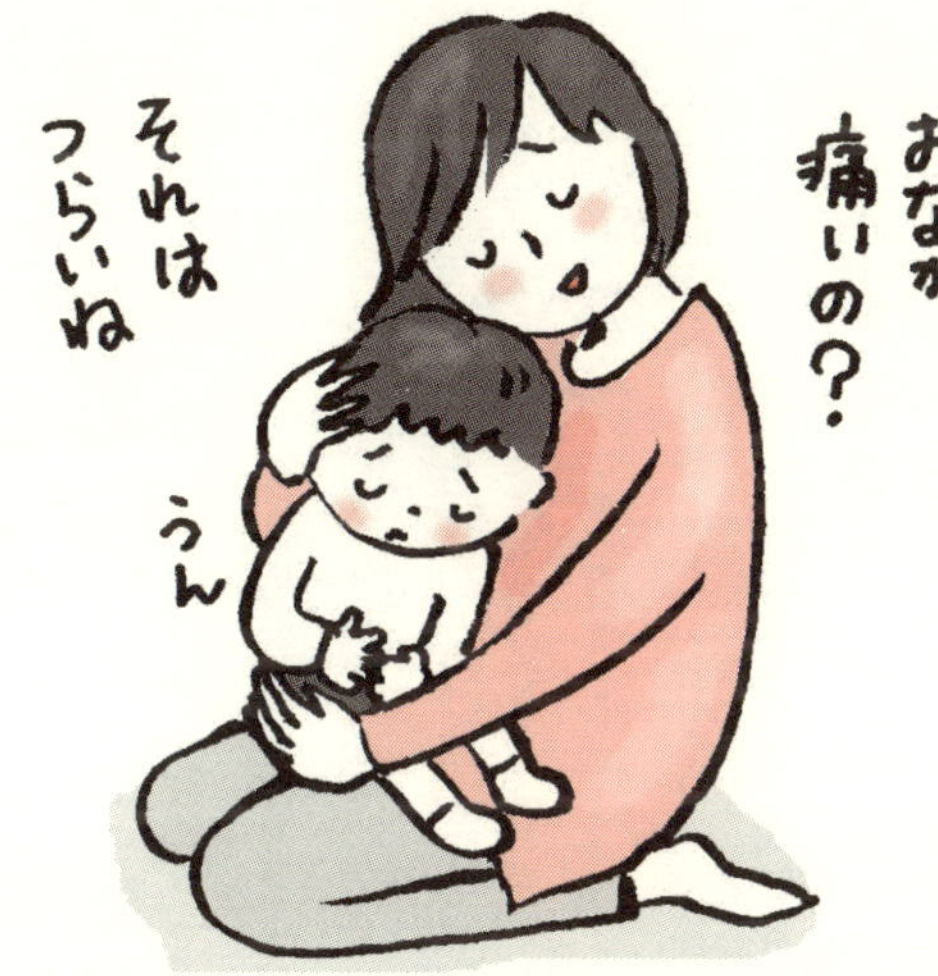


無条件で認めてあげることが必要です。そこから先どうしたらいいかはいちがいに言えませんが、ぼくは「まず保育園の先生に相談しましょう」と話します。カウンセリングも力になるかもしれません。でも、親がしっかり受けとめるだけで乗り越えてしまうこともけっこうあります。

子どもは仮病を使うこともあります。でも、もし毎朝仮病を使い続けなければいけないほどのつらさを抱えているとしたら、やはり、仮病扱いしてすむようなものではないでしょうね。

## 気のせい？　精神的に弱い？

「気のせい」という受け止めもよくあります。「痛いと思うから痛いのであって、痛くないと思えば痛くないのだ。要するに気合いが足りないのだ」と考えて、発破《はっぱ》をかけたりするという対応です。さんざん自分で自分に発破をかけて、それでもいよいよがんばれなくなっているときにそう言われると「父さんも母さんもわかってくれない」と心を閉ざしていってしまうことがあります。

「この子は精神的に弱くて」と言うお母さんもよくいます。「この程度のことでつらいなんて言っていては将来が不安。もっと強くなってもらわないと困る」という思いがあるようです。

でも、子どもなんだから弱くてあたりまえです。「もっと強くならなくては」という言い方は「強くない子は見捨てるよ」というメッセージになることがあり、そのことで、子どもがよけいに不安定になることがあります。

不安定になったときは「だいじょうぶ、いつだってお父さん・お母さんはあなたが大好きだよ」「弱くてもがんばれなくても、あなたを大好きであることは変わらないんだよ」と伝えたいと思います。親は「そんなことはあたりまえ」と思っていることが、子どもには伝わっていないことがよくあります。照れるかもしれませんが、ことばにしたりギュッと抱っこしたり、ちゃんと子どもに伝わる形で伝えましょう。

## 気になる行動やくせ

気になる行動やくせも、精神的な原因が関係していることがよくあります。たとえば「頻繁《ひんぱん》におしっこに行く」というのは、保育園児ではよくある症状です。トイレから帰ってきたと思ったら、五分もしないうちにまた行ったり、でも何かに夢中になっているときはしばらく行かなかったり。こういう場合たいていは、おしっこかトイレに関して何か気になる出来事があって、それをきっかけにおしっこが近くなります。家族は「また行くの?」とか「ちょっとがまんしたら?」などと言ってしまいます。そうすると子どもは「あんまりおしっこ行っちゃいけないのかな」と思ってがまんしようとします。おしっこは「いつでも行ける」と思っていればけっこう行かずにすむのですが、「がまんしなきゃ」と思うとそればっかり気になって、かえって近くなるのです。こうして、もともとのきっかけはもう解決しているのに、おしっこの近いのがずっと続いたりします。

　こういうときは、周囲の人はおしっこが近いのを気にしないことにしましょう。正確に言うと「気にはなるけれど、子どもに対しては気にならないふりをする」ということです。「がまんしなくても、行きたかったらいつでも行っていいよ」という接し方をして、安心できるようにしてあげるのです。

　でも親がそういう「正しい態度」で接したらすぐよくなるかというと、そうはいかないのがふつうです。しばらくはこれが続きます。そうすると親はまた焦ってしまいます。「私がこんなにしているのに、どうしてよくならないの？　私の何がいけないの？」と自分が責められているような気がしてしまうのですね。不安定になった心は、そんなに簡単にはほぐれないのでしょう。「まあ、しばらくはつきあってやるか」と、ゆったり構えたほうがいいと思います。

　爪《つめ》かみ・指しゃぶりなども、同じように考えてよいでしょう。

## 親も安心できるように

　そういった配慮は親（とくにお母さん）にも必要です。親が子どもにプレッシャーをかけているときは、親自身がまわりから「お母さんに問題がある」などとプレッシャーをかけられている場合が多いと思います。そういうときは自分のがんばったことが意味のないことに感じられて、どんどん落ちこんでしまいます。

　親の不安をだれかがしっかり聞いてくれて、がんばっていることを認めてくれることで、「私は私でいいんだ」と安心して子どもに接することができるようになったりします（これもまたそんなにスムーズにはいかないこともありますが）。親に対しても「だいじょうぶだよ」「応援してるよ」と伝えたいですね。

# 19 便秘

便秘とは単に便の回数が少ないことではありません。便が硬くなることによって「お尻が切れて痛い」「便が出なくておなかが痛い」などの症状が起きてくる場合を便秘と呼びます。だから、たとえば三日に一回だけれどスムーズに出ているのなら、その子のペースであって問題はありません。みんながみんな、毎朝排便しなくてはいけないというわけではないのです。

## 浣腸はクセになる？

便秘の子は多くの場合、便が硬い→お尻が切れて痛い→便意を催すと「また痛くなる」とわかるので便をがまんする→もっと硬くなる……という悪循環になっており、排便に対して強い恐怖感をもっています。「いつも泣きながらうんちするんです」という話もよく聞きます。

この悪循環を断ち切るところから治療が始まるのですが、まず、たまった便をとにかく出してしまわないといけません。そのためには浣腸《かんちょう》するのがてっとり早いのです。

「浣腸はクセになるから、よほどのことがないかぎりしてはいけない」と思っていませんか？　浣腸は小児科ではしょっちゅうやりますが、その子たちが浣腸しないと便が出なくなってしまうことはありません。

硬い便が詰まってどうにも出ないというときに、粘って状況が改善することはまずありません。むしろつらい時間が長くなり、事態が悪化するばかりです。「これは出ないな」と思ったらさっさと浣腸しましょう。ときには二、三日続けて浣腸するほうがいい場合もあります。

## うんちしたい感じとは

便秘がひどくて週に一回しか便が出ない子も、一週間ずっと便をがまんして過ごしているわけではありません。それはなぜでしょうか。

直腸は、ふだんはからっぽで、そこに便が送られてくると直腸がぐぐっと広がります。この「直腸がぐぐっと広がる感じ」が「うんちしたい感じ」なのです。

ところが便秘で直腸に便がずっとたまった状態が続くと、直腸は広がりっぱなしになり「ぐぐっと広がる感じ」がなくなってしまいます。そのため便意を感じなくなり、平気で過ごせてしまうのです。便秘を治すことは、正常な「うんちしたい感じ」を取りもどすことでもあるわけです。

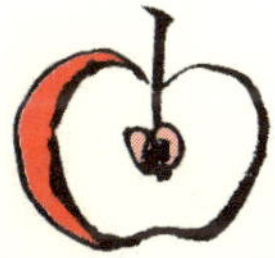

## 食事と運動

便秘対策の基本は、食事と運動、そして排便のリズムです。

食事で大事なのは食物繊維をとること。水分も必要ですが、水分だけでは腸から吸収されておしっこになってしまいます。食物繊維を多くとると、その繊維の間に水分が取りこまれます。この水分は腸でもあまり吸収されず、水分を多く含んだいい便ができます。

食物繊維ということばからゴボウのスジなどをイメージするかもしれませんが、実はそんなに大きいものではありません。食物繊維のドリンクがありますが、ただの液体ですよね。目に見えないくらい小さいものなのです。

食物繊維をとるためには、野菜・いも・豆などをとったほうがいいのですが、そういう話をすると「とにかく野菜を食べさせなくては！」とお母さんが「食べてくれオーラ」を全開にして無理じいしてしまい、かえってうまくいかないことがあります。好き嫌いをなくすのはむしろゆっくり構えて、好きになるようにくふうしていったほうがいいように思います。

海藻類も食物繊維が豊富です。さしあたっては寒天ゼリーなど、子どもの好きなものでとっていく手もあると思います。

運動は、保育園に行っている子なら、友だちとあそんだりお散歩したりしているでしょうから、きっと十分だろうと思います。

## 排便リズムをつくる

排便リズムを身につけるためには、毎日決まった時間（朝食後がベストですが、夕方や夜のほうが出る子もいますから、それでもかまいません）にトイレに行く（またはオマルに座る）ようにします。その前に冷たい水や牛乳を飲む・おなかのマッサージをする・いやでなければこよりや綿棒で肛門を刺激するなどすると効果的です。「この時間にしっかり動いて便を出すんだよ」と腸に知らせるわけですね。

トイレでどのくらいがんばるかはいちがいに言えませんが、先ほども述べたようにがんばりすぎるとトイレに行くことが苦痛になってしまう場合があります。「出ないなら終わりにしていいから、とにかく毎日行く」というくらいでいいでしょう。出なかったときも「今日もがんばったね」とほめてあげるといいと思います。おむつの子ならマッサージなどを決まった時間にするだけでもいいと思います。

しかし、排便に対して強い恐怖感をもっている子にとっては、これだけのことでも非常に苦痛であったりします。そういう場合は下剤を使って便を軟らかくし、痛くなく便が出せる状態にしてあげたほうがいいと思います。「あまり薬に頼ってはいけない」と思って、硬くて出ないときは飲ませるけれど、ちょっとよくなるとすぐやめるというやり方だと、排便への恐怖感がちっともなくなっていかない場合もあります。むしろある程度の期間（数週間から数か月）しっかり続けて、スムーズに出る状態を続けたほうがいい場合が多いように思います。下剤をどう使うかはかかりつけの医師によく相談してみてください。

なお、中にはなんらかの病気がかくれていて便秘になることもあります。体重の増えが悪い・ひどくおなかが張る・いろいろな手を打っても便秘がよくならないなどの場合は、診察を受けるようにしましょう。

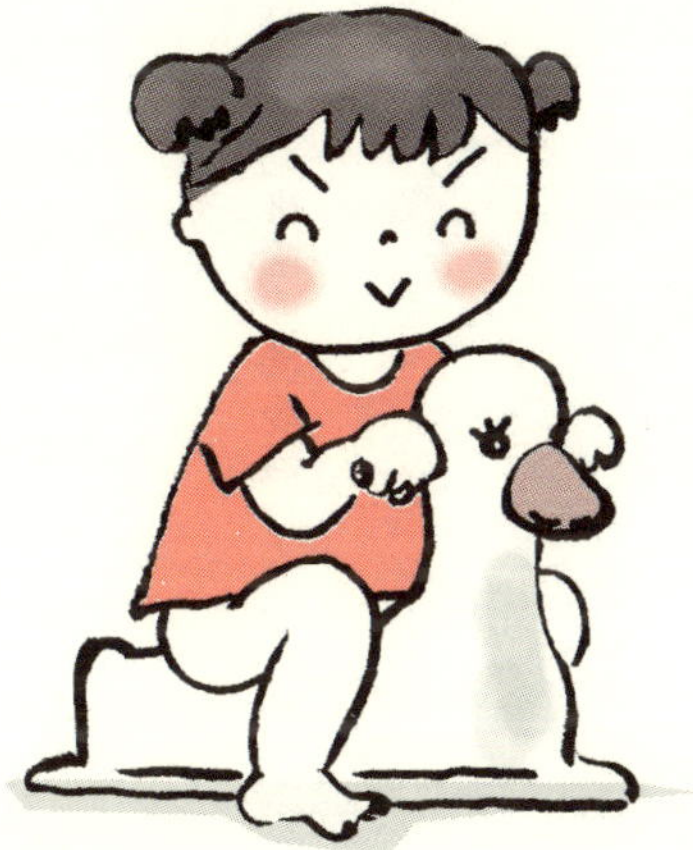

## 赤ちゃんの便秘？

一か月健診のときも「便秘です」という相談がよくあります。このころの赤ちゃんは一日数回便が出るといった子が多いので、お母さんは「赤ちゃんは回数が多いはず。うちの子は異常なのでは」と心配になってしまうのですね。でも実は個人差が大きく、三日に一回といった子もざらにいます。初めにお話ししたように、スムーズに出ていて切れて痛いといったことがなければ問題ありません。

# 20　健診でドキドキ!?

保育園・幼稚園の健診に行くのは楽しい仕事です。

## 年少さんと年長さん

春の健診で、今年入園したばかりの年少さんは、医者の診察というだけでびびっています。基本的に「何かあったらすぐ泣いちゃうぞ」という感じでいます。

先生に「初めに名前と『お願いします』を言って、終わったら『ありがとうございました』って言うんだよ」と教えられてくるのでしょうか、でも名前もちいさな声でしか言えません。たいていはまっすぐこっちを向くことができず、ちょっとななめ向きになっています。一見平気そうな顔をしている子も、心臓はドキドキしています（まっさきに心臓の音を聞きますから、すぐにわかってしまうのです）。

そこへいくと年長さんは実に堂々としていて、表情もニコニコと余裕があります。体格もしっかりしていて頼もしいのです。ちいさい子たちは「年長さんてすごい！」「ぼくもあんなふうになりたいな」とあこがれるのでしょう。そして年少さんたちは二年後には確実に堂々とした年長さんになるのだから、たいしたものだといつも思うのです。

## 「一人でできた！」

何年か前、自分の順番になったときに「あのね、お願いがあるの」と言い出した年少さんがいました。「はい、なあに？」「私、初めてなの。だからやさしくしてね」「うん、わかった」と

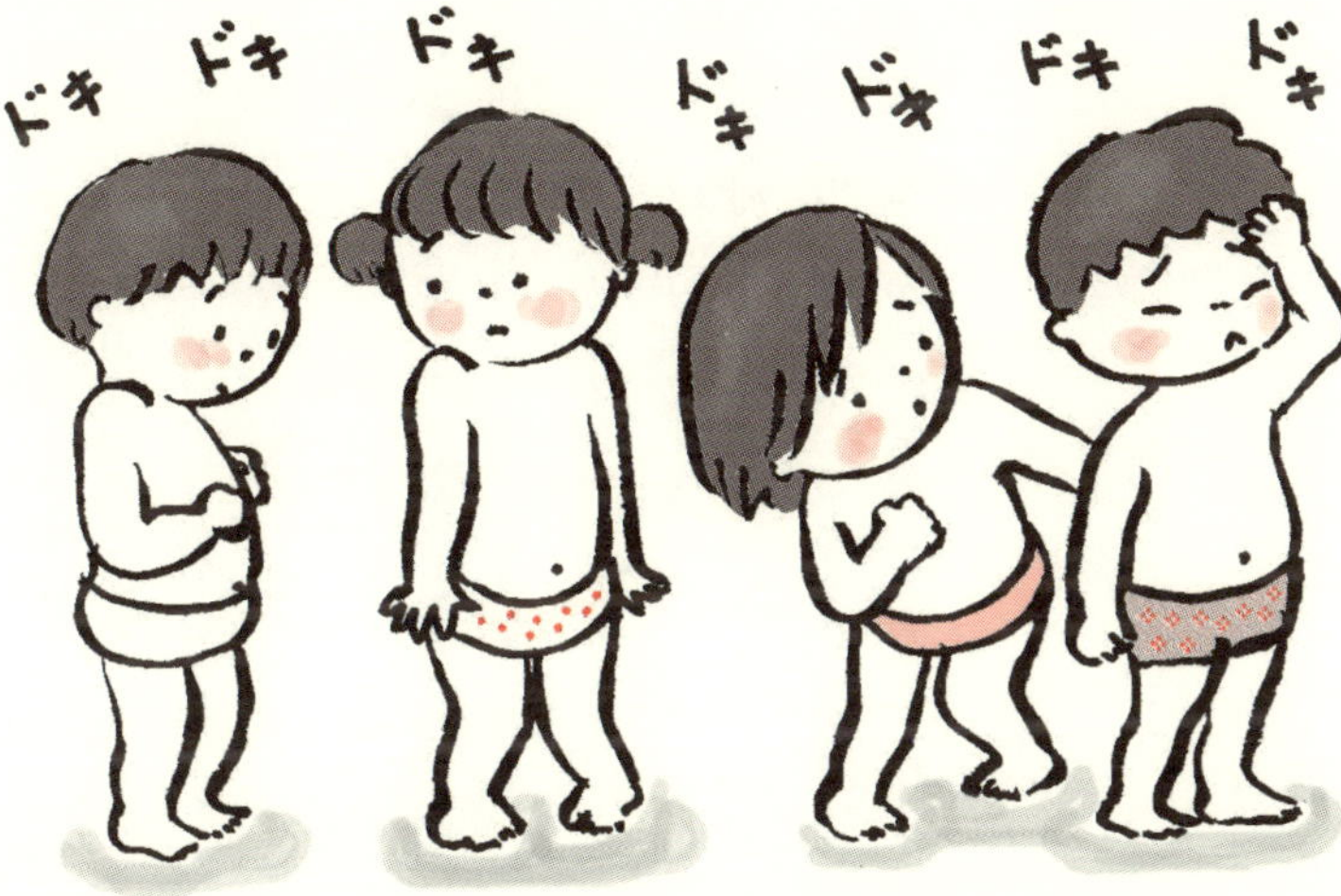


言って診察をしました。

特別やさしい診察方法があるわけでもなく、ふつうにやったのですが、「はい、終わり。がんばったね」と言うと、その子は「一人でできた！」と言ってぴょんぴょん飛びはねて大喜びしてくれました。大人から見れば本当にささやかですが、その子にとっては大きな出来事だったんですね。子どもが階段を一つ上るお手伝いができる、その瞬間に立ち会うことができるのは、小児科医ならではの喜びです。

## 健診でわかること・わからないこと

ときどきお母さんが連絡帳に「咳が長引いているけどだいじょうぶでしょうか」と書いてきて、「健診のときにそれも診てもらってください」ということになることがあります。

これ、実はけっこう困ります。胸の音を聞いたりして何か異常が見つかればコメントできますが、診察で異常がないからだいじょうぶだというわけではありません。

子どもの病気の多くは、症状の経過をくわしく聞くことでかなりのところまで診断ができます。「どんなときにひどくなりますか？　今までにも同じようなことがありましたか？　まわりに咳のひどい人がいますか？　咳のほかに何か症状がありますか？」などといった質問で病気を絞りこんでいく作業が重要なのです。胸の音を聞いて異常があるかどうかは、そうした情報の中のほんの一部でしかありません。

なので結局「ひどいようなら一回受診してください」としか言えないことも多いのです。まあ、それをきっかけに受診してもらえればそれでいいのですが。

## 健診のあとで

そういうわけで、健診でとりあえずたくさんの子どもをいっぺんに診て、どのくらいのことがわかるのかというと、あまり多くは期待しないでほしいということになってしまいます。

でも保育士の先生方から心配なことや気になっていることなどを質問してもらったり、こちらもふだん診察室でしかみていない子たちの保育園でのようすを聞かせてもらったりといった情報交換の場として非常に重要だと思います。そのとき、やはり実際に子どもをみたうえで話すと、話が具体的になりやすいのです。

保育園によっては、診察の時間よりその後の情報交換のほうが長くなることもあります。質問攻めにあって「うーん、それは今ちゃんと答えられないから、調べてみるね」となることもあります。そうやってこちらも勉強するきっかけになるので、質問攻め大歓迎なのです。

## 心雑音

健診で話題になることの一つに、心雑音があります。保育園から「健診で心雑音が指摘されたので診察を受けてください」といった通知が来ると、たいていの親はものすごく心配になってあわてて病院に来ます。

しかし心雑音は、軽いものも含めれば、健康な子どもの半数くらいに認められると言われます。心臓病ではない心雑音を「機能性心雑音」とか「無害性心雑音」などと言います（この二つのことばは厳密には意味が違いますが、「心配のない心雑音」という意味で同じように使われることが多いです）。

先天性の心臓病をもっている率は一％弱くらいですから、実は心雑音の圧倒的多数は病気ではないのです。「雑音」という言い方が、いかにも「本来あってはならないもの」という感じがしてしまう表現ですが、心臓が血液を送り出すときに音が発生するのです。大人ではスポーツマンでよく聞かれます。

音を聞いただけで「これは心臓に穴があいているに違いない」とか「これは問題ない」とわかる場合もあるのですが、微妙なときもあって「だいじょうぶかもしれないけど、一応病院に行って検査を受けてください」となることもあります。

しかし中には「機能性心雑音」と書いた通知を持ってやってくる子もいます。わざわざ「機能性」と書いたということは、その園医は「これは問題のない心雑音だ」という判断をしたということですから、それ以上受診などする必要はないはずです。

園医は「問題ないよ」という意味で言ったのだけれど、それを聞いた保育士の先生にはその意味が伝わっていなかったのかもしれません。もし医師の言ったことがよくわからない場合には「それはどういうことですか？」と率直に聞いてもらうのがいいと思います。

ちなみに私は機能性心雑音と考えたときは「異常なし」として何も通知しません。「問題のないものです」という説明があっても、「心雑音」という文字を見ると「何か気をつけなくてはいけないのかしら」と心配になってしまう人が多いからです。

# Ⅲ部　子育て支援で大切にしたいこと

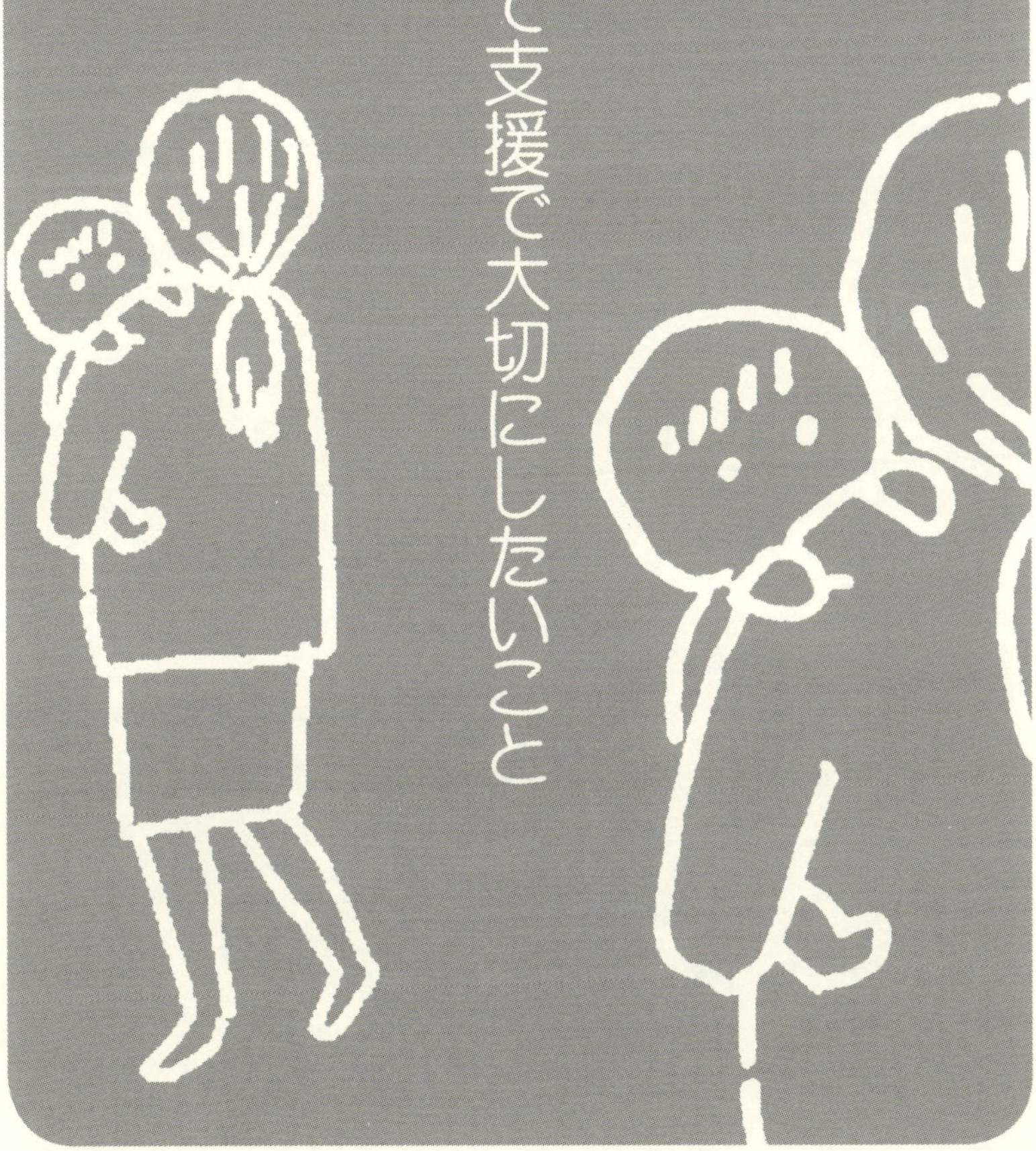

# 6

# イマドキの
# お母さんは
# がんばっている

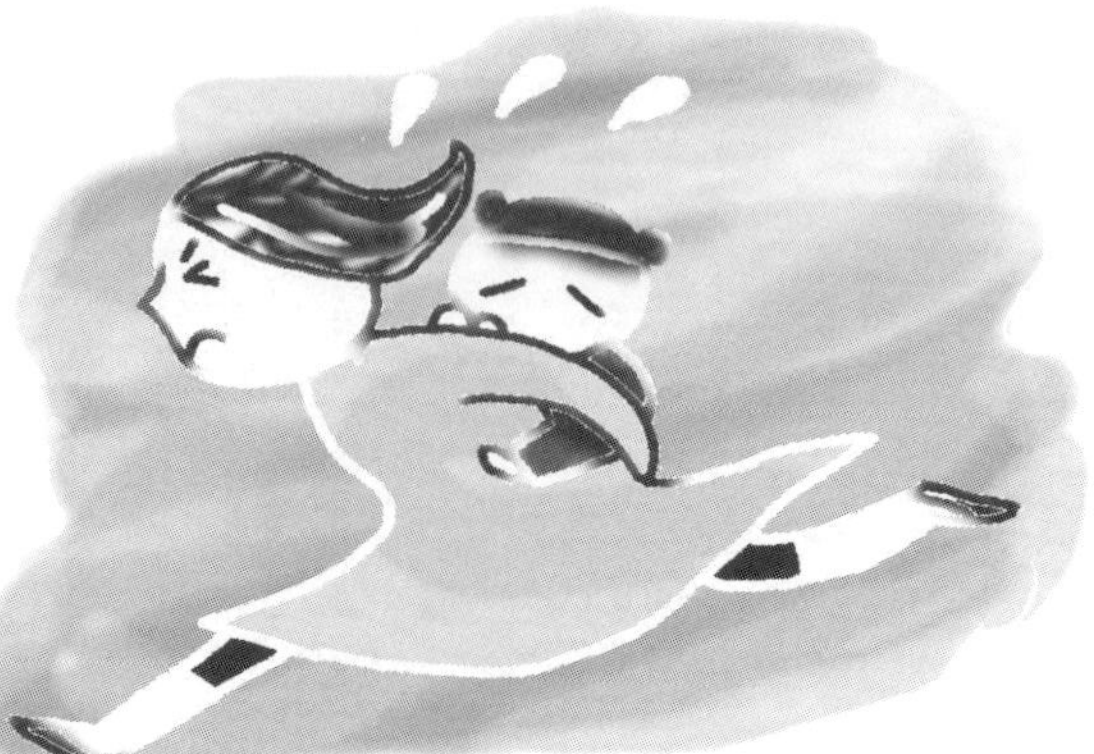

# 1　昔の母親とイマドキのお母さん

## 昔の母はえらかった？

年配の男性からこんなことばを聞くことがあります。

「近ごろのお母さんはここまでやってやらないといけない。困ったもんだ」「そこへいくと昔の母親はえらかった」「イマドキのお母さんが子どもの病気のときに適切な対応ができないのは、年寄りの知恵を学ばないからだ」

多くの場合、講演のあとで講師であるぼくを接待する場面で「そんな状況だから、小児科の先生も大変ですねえ」というニュアンスで、ご本人としてはぼくに対して非常に好意的に言ってくれているのです。

でも、そうなのでしょうか。子どもの病気に対して、昔の母親のほうが適切に対応できたのでしょうか。結論を言えば「医学的な知識・判断については、昔より今のお母さんのほうがはるかにレベルが高い」と、ぼくは思うのです。

## 乳児死亡率はなぜ下がったか？

日本の乳児死亡率（生まれた赤ちゃん一〇〇〇人に対して一歳になる前に亡くなる数）は、一九二〇年の一六五・七（約六人に一人）から、一九五〇年には六〇・一（約一六人に一人）、二〇〇九年には二・四（約四〇〇人に一人）へと減っています。

こんなに急激に乳児死亡率が改善した要因としては、次のようなことがあげられるでしょう。国民皆保険制度により、だれでも病気のときにお金の心配をあまりせずに医療を受けられるようになったこと。栄養状態の改善。予防接種の普及。抗生物質・点滴をはじめとした医学・医療の進歩。さらに平和憲法によって子どもたちが戦争にさらされなかったということも大きな要因でしょう。

このうち医学・医療の進歩は、病気の子どもをみるときの家族（おもにお母さん）の役割を大きく変えたと思われます。

## 昔はどんな手当てをしたのか

どう変わったのか、いくつかの病気を例に考えてみましょう。

## 細菌性髄膜炎

治療は抗生物質を大量に使うことです。吐いていて水分も口からはとれない状態ですから、当然点滴もします。死亡五%、後遺症二〇%程度と言われますが、これは医学の進んだ現在の数字です。抗生物質や点滴という治療が導入されたのは一九五〇年代です。

それ以前はおそらく、安静を保ち、暖かくし、なんとか水分や栄養をとらせようとするけれど吐いてしまうということをくりかえしながら、あとは見守る・祈るといったことしかできなかったのでしょう。ほとんどの子は亡くなり、運よく命を落とさなかった子も重い障害を残したでしょう。

## ウイルス性胃腸炎

吐き気はふつう半日程度でおさまってしまうのですが、吐き気が止まらず、ずっと吐き続ける子がいます。こういう場合、現在だったらとにかく点滴です。それで数時間後にはたいていはケロッとしています。

昔だったら、この場合もやはり「安静・保温・栄養」で対処するしかなかったのだろうと思います。そうこうするうちに吐き気がおさまって水分がとれるようになった子は回復し、おさまらなければどんどん脱水が進行し、亡くなっていったのでしょう。

### 急性喉頭炎

ほとんど自然に治りますが、ときにはひどい呼吸困難になる子がいます。その場合も現在では吸入などでのどのはれをとれば、ほとんどは治ります。

一九五五年にぼくの兄がこれで亡くなりました。そのときは外科医である父と内科医・耳鼻科医がなすすべなく見守るなかで亡くなっていったそうです。この場合も家庭でできることは「安静・保温・栄養」くらいしかなかったのです。

このように多くの場合、昔の家庭での手当ては、どんな病気でもそう変わりませんでした。昔のお母さんはそうした手当てには慣れていたと思います。大家族でお姉さんが小さい子の面倒をみるという形で、お母さんになる前からふつうにそうしたことをしていたでしょうから。

そのころのお母さんの手当てには、今からみれば間違った点もありますが、それでも「こういうときにはこういう手当てをする」ということはよく承知し、手際よく行えたでしょう。この点で昔の母親のほうが優れていたのは確かだと思います。

## 医学の進歩が母親の役割を変えた

しかし、昔はお母さんが「この病気は何か」「どんな治療を行うべきか」といったことの判断を求められることはあまりなかったのだと思います。仮に「脳にバイ菌が入ったのかもしれない」と思って医者に連れていったとしても、医者もそれに対して抗生物質や点滴での治療ができないなら、同じような手当てをしながら、あとは子どもが自力で治るのを待つしかなかった、そして自力で回復できなかったら「これがこの子の寿命だった」とあきらめるしかなかったのだと思います。

しかし、今は緊急性の有無を親が判断して受診するかどうか決めなくてはいけません。のんびりしていると「どうしてこんなになるまで放っておいたんだ」と叱られ、早すぎると「この程度で夜中に来ないでください」と言われたりします。

でもそんなくりかえしをしながら、多くのお母さんはこのかなり高度な医学的判断ができるようになります。もちろんお母さんの判断がはずれていることだっていくらもあるのですが、妥当な場合も多いのです。

自分の子どもが生まれるまで赤ちゃんを抱いたこともなかったような女性が、わずか二、三年でそんなことができるようになるのですから、これはすごいことです。世間では「母親ならそれくらいあたりまえ」という見方をするし、お母さん自身もそう思っているでしょうが、実は本当にすごいことなのです。

だからお母さんたち、もっと胸を張っていいのです。

## 2　研修医とイマドキのお母さん

私は、研修医を育てる仕事もしていますが、その中で痛感するのは「研修医とイマドキのお母さんの置かれた状況はとてもよく似ている」ということです。

### 研修医の置かれた状況

日本の医学教育は、世界レベルからはかなり遅れていると言われます。最近でこそ改善の努力がされていますが、少し前まで大学では医学の知識しか教えませんでした。

医者になるまで注射も点滴もしたことがないのがふつうで、まして患者さんの話をきちんと聞き、わかりやすく説明をするための態度や技術を身につけるといったこと、つまりコミュニケーション能力などということは、そもそも教えるようなものではないといった考え方が一般的でした。

しかし医者の仕事のかなりの部分は、実はコミュニケーションです（専門分野によって少し違いはありますが）。とくに内科や小児科では、診断をするうえでもっとも重要なのが、患者さんから症状や経過についての情報を聞き出すことです。また、治療についてわかりやすく説明し、患者さんが十分納得していないと治療もうまくいきません。

こういう非常に重要な点についての訓練がほとんどないままに現場に放り出されるといった状況が最近まで一般的でした。

一方、現在の医師に求められる力量は、医学知識・技術・態度などあらゆる側面で、非常に高度なものになっています。それは患者さんからすれば当然のことですが、日本は世界的に見ても医者の数が少なく、非常に多忙な中でのことですから、「そんなに言われても無理」と言いたくなることもあります。

それなりに経験を積んだ私たちでもそうなのですから、まして先月までただの学生だった研修医にとって、その落差は非常に大きなものです。そうした中で多くの研修医が自信を失い「研修医の四割がうつ状態にある」と言われます。

たぶん同様のことは、イマドキのお母さんにとっても言えるでしょう。基本的な子どもの世話のしかたを身につける機会がほとんどないままに親になり、要求されるレベルは昔よりはるかに高いのです。うつ状態になっていく人もかなりいて当然だと思います。そういう前提で、私たちは子育て支援をしていく必要があるのだと思います。

## 任《まか》されることと守られること

私は、人が育つためには「任されることと守られること」が必要だと思っています。「教室はまちがうところだ」という詩をご存知ですか？

教室はまちがうところだ
みんなどしどし手を上げて
まちがった意見を　言おうじゃないか
まちがった答えを　言おうじゃないか
まちがうことを　おそれちゃいけない
まちがったものを　ワラっちゃいけない

先生が生徒に語りかける詩ですが、学校だけではなく「学ぶ」という営みすべてにこの精神は通じると思います。

学ぶためには安心して間違えることが保障されている必要があります。研修医の場合、見学だけしていても力はつきません。ある程度任され、試行錯誤する、つまり「少々間違えることを通じて学ぶ」ことが必要なのです。

その一方で、もし重大な間違いをしそうな場合には、ただちにストップをかけられるよう常に見守られる必要があります。また、困ったときにSOSが出せて、ちゃんとサポートしてもらえるバックアップ体制があることが必要です。つまり、患者さんも研修医もちゃんと守られた中での研修でないといけません。

指導医に叱られてばかりいると「こんなこと聞いたらまた怒られるかな」と思って、つい言い出せずにいるうちに、患者さんの具合がどんどん悪くなってしまうといったこともありうるのです。

## 社会全体が「間違えてもいい」教室に

子育て初心者のお父さんお母さんが、親として成長していく場合も同様だと思います。お母さんが十代の場合など「頼りなくてとても見てられない」と、おばあちゃんが孫の世話をほとんどしてしまう場合があります。でも若いお母さんがいくらおばあちゃんの孫育てを見ていても、どこかで任されないかぎり、お母さんがお母さんとして成長することはできません。また、たとえば子どもの病気のときの対応がちょっとまずかったとき、医者から頭ごなしに叱られたのでは、萎縮して次からは聞けなくなります。親が少々間違えても率直にそれが言えて、適切なアドバイスがされる、また大きな間違いをおかしそうな場合には、ただちに介入して親子がともに守られるような環境が必要なのです。社会全体がイマドキのお母さんにとって「間違っても笑ったりしないよ」という「教室」になる必要があると思います。

まちがったってだれかがよ
なおしてくれるし教えてくれる
困ったときには先生が
ない知恵しぼって教えるで
そんな教室作ろうやあ

この詩のおおらかさが、イマドキのお母さんにストレートに入っていくかというと、そうでない人もいるかもしれないと思いますが、心の中にいつも掲げておきたい詩です。

（「教室はまちがうところだ」は、蒔田晋治作。いろいろな本に収録されていますが、最近では、子どもの未来社から長谷川知子さんの絵ですてきな絵本になっています。おすすめの一冊です）

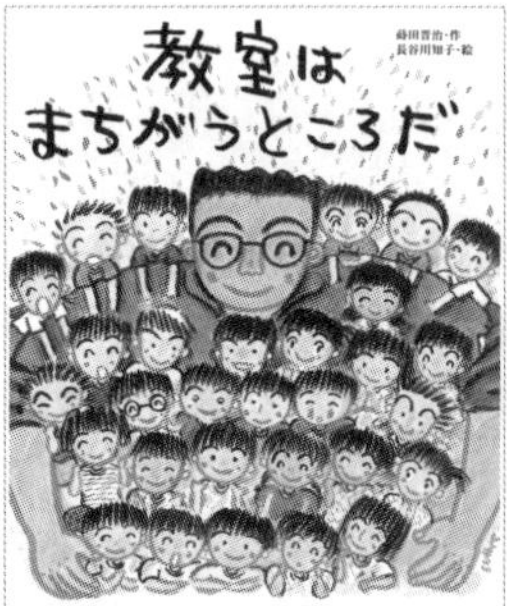

教室はまちがうところだ
（子どもの未来社）

# 3 いっぱい泣いていいんだよ

## 注射で泣いてはいけないか？

「泣かないって約束したでしょ！」

「泣いてるの、あんただけよ！」

予防接種のとき、待合室からこんなお母さんの声が聞こえてきます。

「注射で泣くとなぜ怒られるのか？」これはぼくの長年の疑問でした。

「泣きぐせ」がついて、おとなになっても注射で泣くのでしょうか。そんな人見たことありません。でもなぜかおとなは、「ここで泣くか泣かないかで人間の価値が決まる」とでもいうような勢いで「泣いちゃいけない」と子どもたちに迫るのです。妹が泣かずに注射できたりすると「お兄ちゃんでしょ」とますます声が大きくなります。それでも多くの子は泣きますから、「そんなことじゃ学校に行けないよ」「いつまで泣いてるの」などと言われながら帰っていく

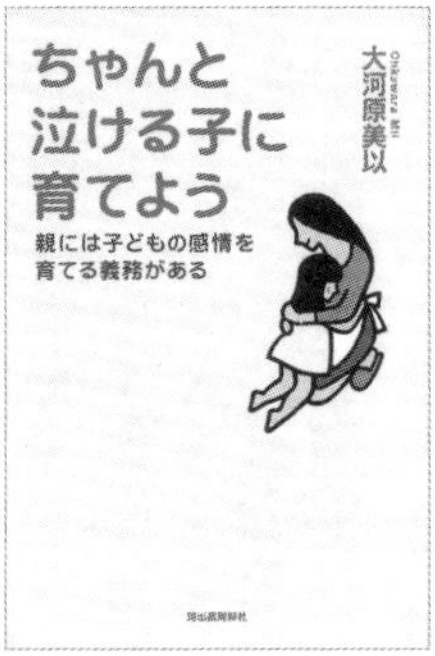


ちゃんと泣ける子に育てよう
（河出書房新社）

のです。

痛いことをされたうえに泣いたからとしかられたのでは、まさにふんだりけったり。子どもは自分がダメなやつと感じさせられているのかもしれません。

注射の好きな方はいますか？　必要ならがまんはするけど、できればしたくないですよね。ぼくだって毎年のインフルエンザの注射をずるずると先延ばしにして、看護師さんに「先生！　今日はやりますからね」と言われてしぶしぶやります。おとなだっていやなのに、小さい子どもがニコニコして注射を受けるなんて、できないのがふつうです。注射で泣いたって、ダメな子ではないのです。

泣くことにはもっと積極的な意味があるような気がします。泣くことで恐怖とたたかう、泣くことで気持ちを落ちつかせる、泣くことで気持ちを切り替える……。ころんで泣いたけれど、いっぱい泣いたらすっきりして笑顔になれたといったことは、よくありますよね。

子どもが泣くということは、泣くという形で気持ちの表現ができるということであり、そういう表現をしても受けいれてもらえるという安心感があってこそなのだと思います。『ちゃんと泣ける子に育てよう』（大河原美以著　河出書房新社）という本を読んで、ぼくの長年の疑問の答えを見い出した気がしました。むしろ「ちゃんと泣ける」ということが子どもにとっては大事なのだと思います。おとなは子どもに「いっぱい泣いていいんだよ」「どんなに泣いてもあなたをきらいになったりしないよ」というメッセージを送り続けたいと思うのです。

## 親へのプレッシャー

もうひとつ「注射で泣くような子どもの親には問題がある」「子どもが泣くのを放っておくような親はよくない」といった雰囲気がなんとなく世間にあり、親は「泣いちゃいけない」と言わなくてはいけないと思わされているという感じもするのです。それでもたいてい子どもは泣きますから、親もまた泣いてしまう子どもを持った自分はダメな親と感じさせられているのかもしれません。

親子とも落ちこませるようなことは、やめたいと思います。

## その子らしくがんばればいい

さて、では注射のときには泣かなきゃいけないのか。「泣かないぞー」とがんばっている子に「ちゃんと泣きなさい」と迫るべきなのか。それも違うような気がします。がんばり方にはいろいろあっていい。歯を食いしばって「ぼく、泣かないんだもん！」というやせがまん。無理して笑って見せるカラ元気。「ヤダー！」と大声で叫び続ける。それもまたよし。どんなふうでも、その子らしくがんばればいいと思うのです。ぼくは、注射のあとには子どもたちに必ず「がんばったね」と声をかけます。

## ほめなきゃいけないようなので？

こういう場面でよく「ほめてあげましょう」と言います。「ほめる」という表現はわかりやすいのでぼくもよくそう言いますが、実はぼくは「ほめる」ということばにはちょっと違和感をもちます。「ほめる」というと「おだてる」「過大評価する」というニュアンスをこめて使う人が多いような気がするのです。「本来この程度のことは当たり前なのだけれど、ほめなきゃいけないようなのでほめておこうか、やれやれ」という感じですね。でもそうなのでしょうか。

当たり前のことが当たり前に行われるためには、実は多大な努力が払われています。たとえば子どもに食事を与えることは、子育ての中でももっとも基本であり、親としては「今日は忙しいから夕飯は抜き」なんてことはあってはならないことですが、一回の食事を与えるだけでも多くの時間と労力が必要です。でも食事を与えることは当たり前のこととして、だれからも評価されません。洗濯や掃除、保育園に持たせるものの準備などもそうです。できて当たり前として、そのための努力にはなんの評価もされず、何か不足があると非難されます。

要求水準が高すぎると、百点満点で当たり前、ちょっと不足があるとすべてがマイナス評価になります。親や子どもへの世間の要求水準が高すぎることに、子育てが息苦しくなる一つの原因があるように思います。

日本の子どもは自己肯定感が低いと言われますが、その背景には、親もまたいつも「ダメだダメだ」と言われ、「がんばったね」と言ってもらえない、自己肯定感を持ちにくい状況におかれているということもあるように思います。親がとにかく毎日ご飯を食べさせているだけでそれはすばらしいことで、拍手パチパチしてあげるべきことです。それは過大評価ではなく、がんばったことをがんばったと正確に評価するということです。もちろん手作りで栄養満点のおいしい料理なら理想的ですが、冷凍食品をチンしただけでもそれなりの時間と労力をかけているのであって「とにかく子どもにご飯を食べさせた。疲れているのにがんばったよね」とプラス面はちゃんと評価するべきだと思います。

それと同じように、子どもにとっては痛い注射に立ち向かうことは、一生で一番というくらいの勇気が必要なのだろうと思います。本当にがんばっているのです。だからそれを正確に評価して「君はこんなにがんばった。よくやったね」と言ってあげたいのです。

子どもには「ぼく、いっぱい泣いてがんばったんだよ」と胸を張って大いばりでいてほしいし、親も「うん、本当にがんばったね。これでこわい病気にならなくてすむよ」と声をかけてほしいと思うのです。

## 4　親がすべき「仕事」には優先順位がある

『完璧な親なんていない！　カナダ生まれの子育てテキスト』（ジャニス・ウッド・キャタノ著、三沢直子監修、幾島幸子翻訳、ひとなる書房）という本をご存知でしょうか。

カナダでゼロ～五歳の子どもをもつ親を対象に行われる講座のテキストです。「親」「しつけ」「こころ」「安全」「からだ」の五つの章からなっていますが、初めの「親」の章は、親のあり方について書いていています。

「親のあり方」なんていうと「こうあるべき」という理想像が並んで息が詰まりそうな気がしてしまいますが、そうではなく、「親だって人間です」ということばから始まります。

「何でもすべてうまくやれる親など、どこにもいません。完璧な親になろうとして、無理にがんばる必要はありません」「失敗するのはあたりまえと思いましょう」

肩に入った力が抜けて「それでいいのか」とホッとしますね。

## 親のすべき「仕事」

ぼくが一番好きなのは、限られた時間をどう使うかについて書かれたところです。

親がすべき「仕事」には2種類あります。

絶対にしなければならないこと

・子どもの食事
・休息
・請求書の支払い

したほうがいいこと

・床そうじ
・ほこりを払う

「これをしなかったら、何かまずいことがおきるか」と考えてみて、もしイエスなら、それは絶対にしなければならないことです。

絶対にしなければならないこと、そして家族や友だちと楽しく過ごすことに時間を使いましょう。

やったことにたいして、よくやったと自分をほめてあげましょう。やり残したことをうしろめたく思うことはありません。

短い文章ですが、とても奥が深いと思うのです。ここでは「絶対にしなければならないこと」は三つだけ。それ以外は時間がなければ後回しでよし！ と断言しているのです。ここまで言い切ってくれると気持ちいいですね。

世の中には「親はこうあるべき」という話は山のようにあって、もちろん一つひとつ大事なことではあるのですが「これができない親はだめ」という感じで、お母さんを追い詰めてしまう場合があります（それを一番言ってしまうのは小児科医かもしれないという反省を込めてですが）。だから「これは絶対して」ということと同時に「これは無理しなくていい」ということも伝える必要があります。

## 親がちゃんと休むこと

「絶対にしなければならないこと」その一は、「子どもの食事」。これはだれもが認めるところでしょう。そして、その二には「休息」が入っています。もちろん親の休息のことですね。「こんなに親を甘やかしていいのか」と言う人もいるだろうと思いますが、ぼくは「まさにその通り！」と思います。

生まれたばかりの赤ちゃんや、夜泣きのひどい子を抱えている場合がとくにそうですが、疲れがたまり睡眠不足が続いていると、体調も崩すし気分もイライラします。うつ状態になるときは、心だけでなくからだの不調も影響している場合がよくあります。お母さんが体調を整えて元気でいることは、何よりも子どもにとって大事です。

「だからお母さん、仕事だと思って眠ってください。お母さんがちゃんと眠ることは、お掃除より優先順位の高いことです」とよくお話しします。

小児科医には「お掃除なんかしなくていい」というのはなかなか言えないセリフです。一方で「ぜんそくの原因であるダニ・ホコリの対策で、お掃除は大事です」と言っているわけです。お掃除はどうでもいいことではありません。でもお母さんがへとへとになっているときには「いいから今は休もう」と言ってあげたいと思います。

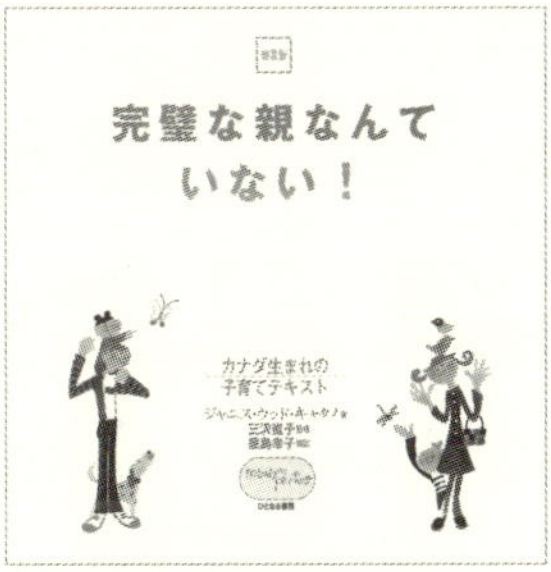


完璧な親なんていない！
（ひとなる書房）

## 請求書の支払い？

「絶対にしなければならないこと」その三は、「請求書の支払い」。ぼくは初めこれはジョークなのだと思っていました。「督促状《とくそくじょう》なんか来るとかっこ悪いよ」といった感じの。でも最近「これはもっと深い意味があるのかもしれない」と思うようになりました。支払いが滞って電気・水道・ガスなどが止められてしまったら、直接命に関わる事態だから、そんなことがないようにしようということなのではないか。もしそんな大事な支払いもできないなら、とにかくＳＯＳを出そう、たとえば生活保護の申請をしよう、役所に行ってもらちがあかなければ「生活と健康を守る会」や「反貧困ネットワーク」に相談しよう。そんな団体知らないというなら、まずは保育園の先生に相談してみたらどうだろう。

国民健康保険料（国保料）が高すぎて払えない世帯の保険証が取り上げられ、無保険の子どもたちがいると問題になったのは二〇〇八年のことでした。国会でも取り上げられ、今ではそういうことはなくなったことになっていますが、実際には今でも無保険の子どもはいます。

## 「助けて」と言えない

「三〇代の人に『助けて』と言えない意識が強い」という指摘があります（『助けてと言えない』ＮＨＫクローズアップ現代取材班編著、文藝春秋）。

子育て世代にもそういう意識はかなりあるように思います。どうしてかというと「他人からは『努力が足りない』『甘えている』と言われる」からであり、その背景には「自己責任という重荷」がのしかかっています。

経済的なことに限らず、何か問題があったときに、自分で全部解決できればそれでいいけれど、もしできないならＳＯＳを出すこと、それは親として「絶対に必要なこと」なのだと思います。そしてＳＯＳを受け取ったら「ぼくらは全力で応援するからね」と言ってあげたいですね。応援も一人では無理なので、みんなに発信して、みんなで取り組むわけですが。

『完璧な親なんていない！』には「子どもを抱きしめ、いっしょに遊んであげましょう。そのほうが、家のそうじよりずっと大切です」とも書いてあります。そう、今日一日振り返って、ご飯を食べさせ、支払い問題でＳＯＳを出し、子どもをしっかり抱きしめてあげたのなら、ほかは手を抜いたとしても「一番大事なことはやった」と自分をほめてあげて一日を終わり、あとはゆっくり休んでください。

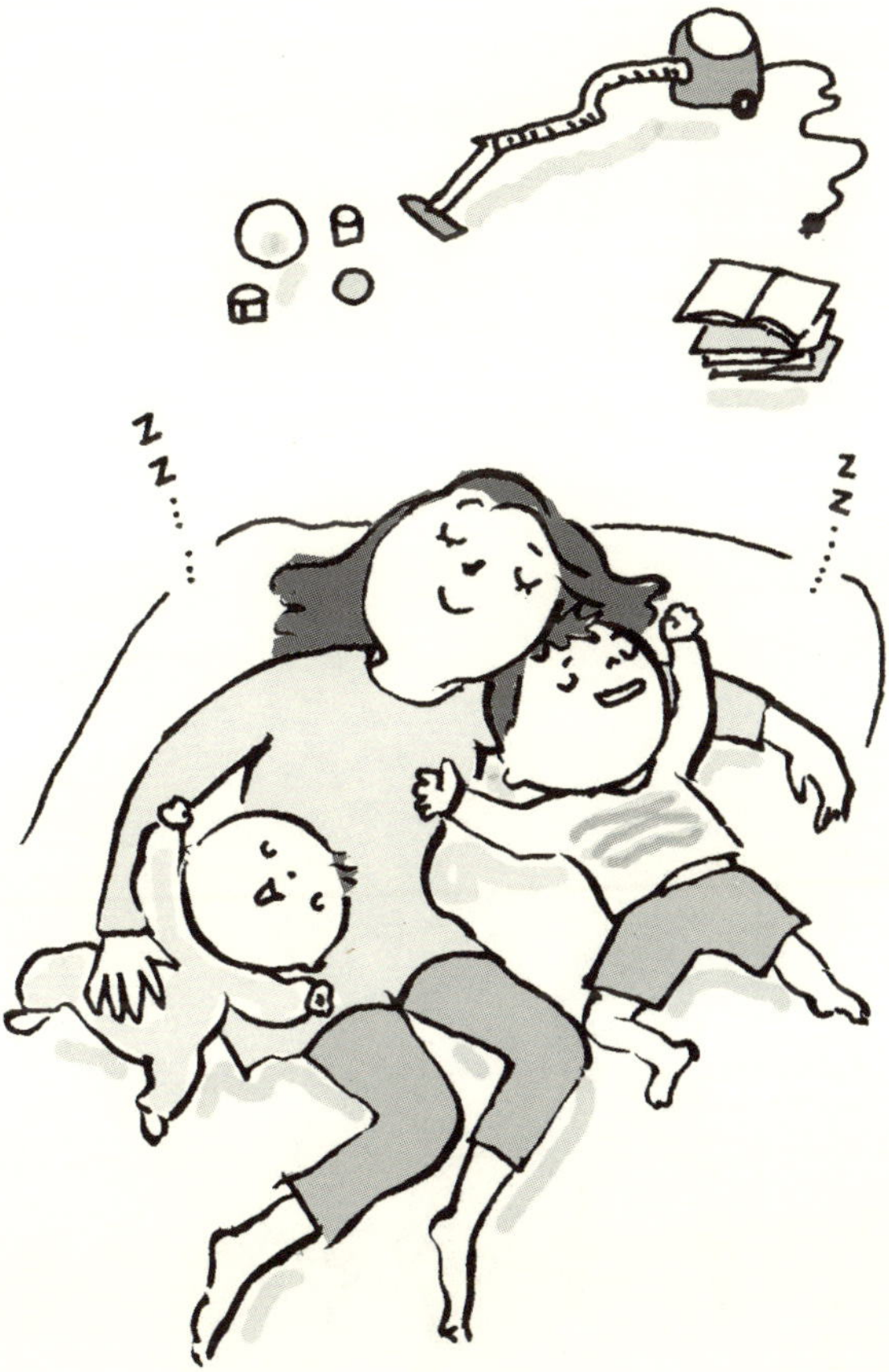

# 7

# アドバイスのしかた・受け方

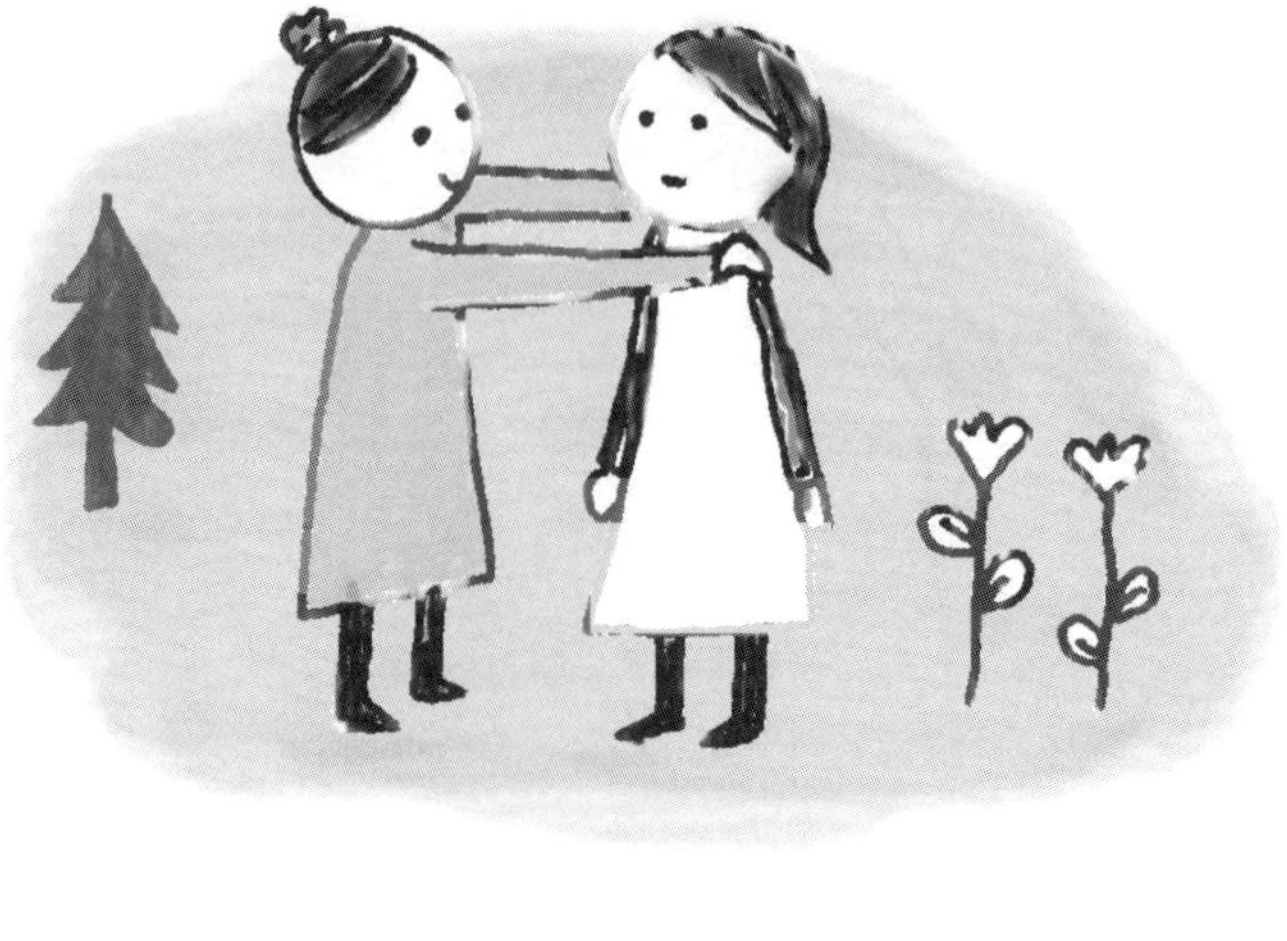

## 1 愛情不足？

「愛情不足じゃない？」とお母さんが責められることがあります。

おばあちゃんから、あるいは保育園の先生から、そう言われて悲しかったという相談がときどきあります。こんなに、お母さんを落ちこませ、言った人との関係を悪くするだけで、なんの役にも立たないことばはほかにないという気がします。

でも「愛情不足じゃない？」とお母さんを批判した人は、悪い人かというと、たいていそうではありません。その親子のことを心から心配して、必要なら自分が憎まれ役でも引き受けようとしてくれているのです。

しかし、そのよかれと思ってのアドバイスがまったく逆効果になってしまいます。

## 研修医指導とお母さんへのアドバイス

私は時々、小児科医向けの講習会で、研修医への指導のしかたについてお話しします。研修医に対してよかったことや不十分な点を指摘して成長を促すことを「フィードバック」と言います。このフィードバックのあり方について、こんなことが言われています。

「フィードバックは受け手への贈り物である」「受け手を言い訳モード、防御モード、半泣きモード、反撃モードにいかにさせないかに細心の注意を払う」「受け手が心に壁を作った時点でメッセージは相手に届かない」（岡田唯男『臨床指導医養成必携マニュアル』ぜんにち出版）。お母さんたちへのアドバイスのしかたも同じだなあといつも思うのです。

研修医に不十分な点があってそれを指摘しようとするときは、まずは本人がどう思っているかを聞きます。本人が自分の不十分な点に気づいていれば、改めて指摘する必要はありません（贈り物だから、もう持っているのなら、もう一つあげる必要はないのです）。その場合は「じゃあ、次はどうやろうか」と話を進めればいいのです。

研修医が気づいていないなら指摘しますが、その際のポイントとして「人格批判ではなく、変更可能な行動を伝える」ということがあります。たとえば「君は威圧的だ」と言われてもどうしたらいいかわからないので、「腕を組んで話すと患者さんに威圧感を与えるから、やめたほうがいいね」と具体的な提起をしようというわけです。また、不十分な点の指摘だけではすべてを否定された気がしてしまうこともあるので、「この点はちゃんとできていた」といったことも指摘するようにします（しかし指導医の中には自分自身が「ばかやろう！　医者やめちまえ！」などと罵倒されてばかりいたために、「研修医とこう接すればいい」というモデルがなくて苦労される方も多くいます）。

## アドバイスの技術を高める

そういう目で「愛情不足じゃない？」を検討してみると、このことばは確実にお母さんを、半泣きモードか反撃モードにさせ、心に壁を作らせます。まさに全否定の人格批判であって、どんなことを変えればいいのか何もわかりません。

「愛情不足じゃない？」と言いたくなるようなケースがあることは確かです。しかしそういう人こそていねいな対応が必要です。まずはどんな思いでいるのか本人の話をよく聞くことや、がんばっていることをねぎらったりすることも必要です。

世の中にはいろんな人がいてあたりまえです。私たちアドバイスをする側は、自分の今までのやり方が通じない場合、「あの人はだめ」と切り捨てるのではなく、そういう人にも通じるよう技術を高めていきたいですね。

## アドバイスの受け方

一方、アドバイスを受ける側にも「アドバイスを受ける技術」とでもいうものがあるように思います。

先に紹介した『完璧な親なんていない！』の中の「他人の視線」というところにはこう書かれています。

どんなやり方をしても、すべての人の気に入ることはありえないのです。

自分の判断を信じましょう。あなたが好意をもっている人、信頼している人にアドバイスを求め、それ以外の人の言うことは気にしないことです。

欧米人は他人など気にせずきっちり自己主張しそうなイメージがありますが、こう書かれているところを見ると、カナダでも人からあれこれ言われて落ちこむお母さんは多いのでしょう。

実はだれだってアドバイスを受けて「その通りだ」と思えば受け入れるし、「それは違う」と思えば受け入れません。だから、今さら言わなくてもみんなそうしていることなのですが、自分を「アドバイスを聞かないダメな母親だ」と思う必要はないよということなのだと思います。

## まとはずれなら聞き流す手もある

まとはずれなアドバイスをされたとき、「いいえ、私はこう思うんです」と自分の考えを言って話しあうという方法があります。一番いいやり方ですが、議論が成り立つためにはお互いに相手の言い分に耳を傾け、いっしょにいいあり方を考えようという姿勢が必要です。仲のいいママ友同士なら自然にそうやっていると思います。しかしアドバイスする側が上の立場にいて「私のほうが正しい」と信じている場合には、なかなかそうはなりません。姑《しゅうとめ》と嫁、先生と親、医者と親といった関係のなかでは、初めからお母さんは「アドバイスを聞かないといけない人」という立場に置かれていて、反論するなんてとんでもないという雰囲気のこともよくあります。

議論をしてもうまくいかないことがはっきりしているなら「それ以外の人の言うことは気にしない」というのは賢い方法だろうと思います。心配して言ってくれたのは確かですから、「ご心配ありがとうございます」と、気持ちだけ受け取って、まとはずれなアドバイスの内容については、聞き流せばいいのだと思います。

そうなると私たちアドバイスをする側は、ますます信頼される努力をしないといけません。それは迎合するということではありません。相手の話をちゃんと聞き、がんばっていることを見つけて、それを相手に伝えるということだと思います。

# 2 コミュニケーションの技術

## まだはびこっている

『ちいさいなかま』に「愛情不足?」を書いた時「読者のページ」にその反響がたくさん寄せられてぼくはびっくりしました。

実は原稿を書いたときには、「愛情不足」なんてことばでお母さんが責められるのは、田舎ならではのことで、全国的にはもう過去のことになっていて、こんなことを書くのはまとはずれなことではないかという不安がありました。そんなメールを編集部に送ったところ「まだまだこの『暴言』がはびこっていると思います」とはげまされて掲載に至ったのでした。

反響の多さは、愛情不足ということばがまだ全国で飛び交っていることの表れなのでしょう。ちょっとホッとしたり、少し複雑な気持ちになりました。

## 良かれと思ってのアドバイスが……

『「愛情不足じゃない？」』と批判した人は、その親子のことを心から心配しているけれど、良かれと思ってのアドバイスが逆効果になっている」と書きました。なぜそうなってしまうのか考えてみる必要がありそうです。

「愛情不足じゃない？」と言った人は、そのことばでお母さんが変われるのか、反発したり落ち込んだりするだけなのかといったことは考えず、とにかく思ったままをお母さんにぶつけている（多くの場合、上下関係の中で押しつけるかっこうになっている）のだと思います。「私はちゃんと言うべきことを言った。それを聞かないのは相手が悪い」という発想なのでしょう。

研修指導医講習会で、よく紹介される話があります。

「ぼく、この犬に口笛の吹き方を教えたんだ」

「でもこの犬、ちっとも口笛吹かないわよ」

「ぼくは教えたとは言ったけど、吹けるようになったとは言わなかったよ」

「一方的に話しただけで教えたつもりになっていませんか？　研修医がそれをできるようになって初めて、教えたことになるのですよ」というたとえです。こうしたことは、私たちの中に日常的にありますね。

## 「愛情不足」と言った人に愛がない？

投書の中に「『愛情不足』と言った人がまずその相手の人に対して愛がないのです。思いやりは少しも感じられないと思います」と書いてくれた方がいました。「そのとおり！」と共感する方も多いのではないかと思います。ぼくも、そのことばを相手がどう感じるかという思いやりに欠けているいると思います。単に「こういうときには愛情不足ということばを使うものだ」と思っている人や「ガツンと言わなきゃわかんないのよ」と、わざときついことばを選んでいる人もいるのかもしれません。

でも、本当に「愛がない」のでしょうか。そういう人（たとえばおばあちゃんや保育士さん）のお話しをよく聞くと、いろいろ心配をしてくれていて、その気持ちも確かにわかると感じることが多いのです。

ですから、「愛情不足」と言った人たちが、そのことばが自分の意図とは違ったマイナス効果をもたらしていることに気づき、お母さんに伝えたいと思っている内容を具体的にアドバイスできるようになってもらうようにすることが必要だと思います。そういう人は多くの場合、そのお母さんの身近にいる、味方に巻き込むべき人ですから、「愛がない」と切り捨ててはいけないと思うのです。

（連載でこう書いたあと、「でもこの言い方は『愛情不足』と言われて傷ついたお母さんには酷かも

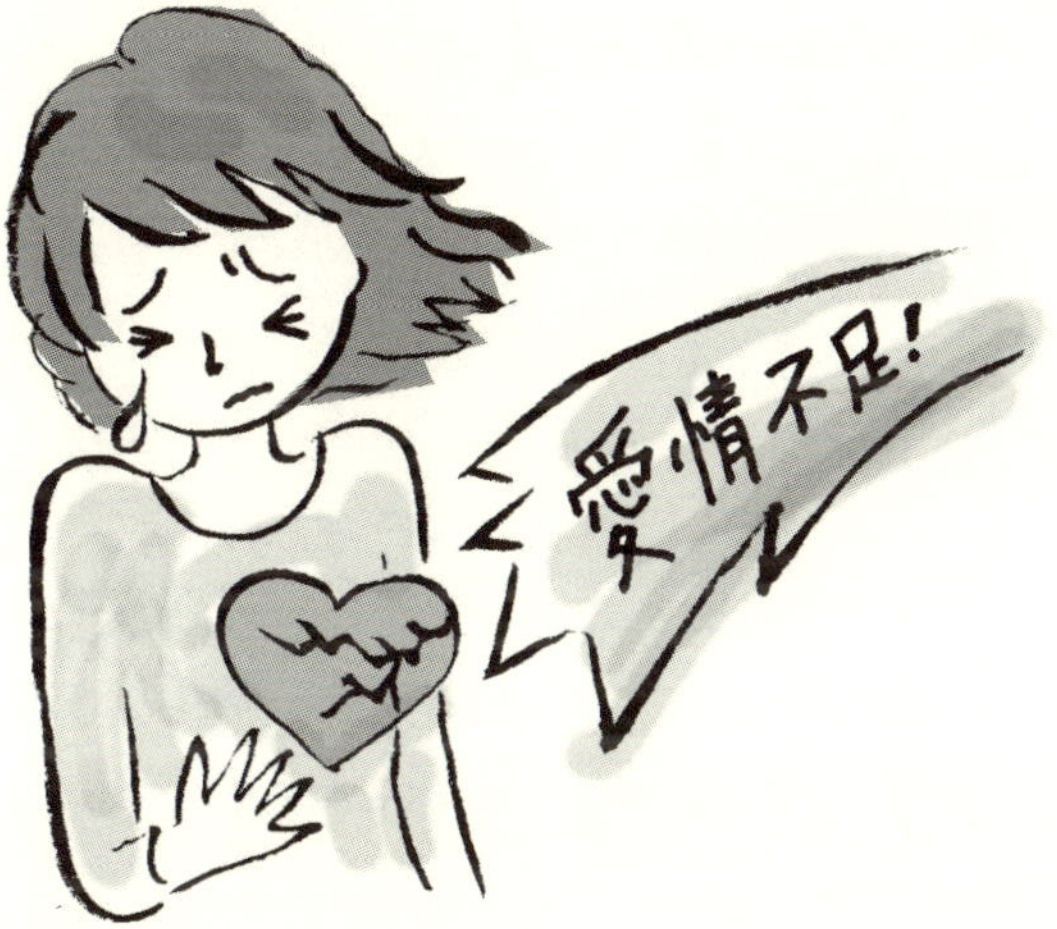


しれない」とも思いました。「味方に巻き込むべき人」であっても本当にひどい言い方をされたとき、「むこうに愛がない」と切り捨てる形でしか立ち直れないこともあると思います。私たちが専門職として働きかけていく場合と、個々の人間関係でのとらえ方とは区別する必要があるのかもしれません。)

## コミュニケーション技術

現代は人間関係が本当に対等になろうとしている時代だと感じます。大人と子ども、先生と生徒、医者と患者、嫁と姑……。以前は、下の者は上の者の言うことを素直に聞けばよいという関係だったのが、みんなが率直に自分の意見を言い、十分納得して物事を進めていこうという方向になってきています。医者と患者関係についてはそのことがとくに強調されるようになったし、事実、大きく変わってきました(もちろんまだ不十分な点は多いのですが）。本来の人間関係のあるべき姿に少しずつ近づいてきているのでしょう。

上下関係ではコミュニケーション能力はあまり必要ありません。医者は「こういう手術をする」と通告し、患者は「おまかせします」というしかなかったのです。でも対等な関係の中では、病気や治療についてわかりやすく説明し、患者さんの思いをよく聞いて、合意形成する力が求められるようになりました。

コミュニケーションの技術の話をすると「コミュニケーションはテクニックじゃなくて心でしょ」という反論があります。実際、へたをするとファミレスの接客のようになることもあって、心が大事というのは確かです。でも、患者さんのために本当に献身的にがんばっているのに、患者さんに理解されない医者もいます。心をきちんと伝えるために、技術はやはり必要なのです。

コミュニケーション技術についてはいろんな本が出ていますが、なかでも大切なのは、相手の話を聞き「ちゃんと聞いているよ」ということを相手にわかるようにすることです。たとえば、相槌《あいづち》を打つ、「つらかったんですね」と相手のことばをおうむ返しにする、ときどき「こういうことですね」と要約するなど。「ちゃんと聞いてもらえた」という気持ちが信頼感を生みます。

こうした技術を獲得することは、対等な関係に慣れていないおばあちゃんたちにはむずかしいかもしれません。でも、保育士さんなど子育て支援に関わる方々にはそうした技術を獲得し

「アドバイスの達人」になってほしいと思います。

## 3 そら見たことか！

「愛情不足」ほどではないけれど、やめたほうがいいと思うことばに「そら見たことか！」があります。

### ディズニーランドに行く日に

つばさ君は五歳。お父さん・お母さん・おばあちゃんの四人家族。二〜三日前から咳がひどいので、昨日小児科に行き「かぜでしょう」と言われました。

ところが昨晩、三八・五度の発熱。実は三人で今日からディズニーランドに行くことになっていたのです。今朝のつばさ君は熱も下がり、咳は出るけど元気で、すっかり行く気でいます。

でもおばあちゃんは「やめたほうがいいわよ」と言います。「子どもの具合が悪いときは、まず子どものからだを第一に考えなくちゃ。あなた、自分が行きたいから言ってるんじゃないの?」

お母さんにはちょっとグサッと来ました。お母さんも本当に楽しみにしていたし、やっととれたホテルなのに、キャンセル料だけ払うのはもったいないという思いもあります。少しムキになって「だいじょうぶですよ。昨日も『かぜ』って言われたんだし」と、出かけてしまいました。

そうしたらその午後、熱は三九・〇度に上がり、結局ずっとホテルで過ごし、翌日早めに帰ってきました。小児科にかかったら「え! 熱が出たのに行ったんですか?」とあきれられました。検査の結果は大きな問題はなく「やはりかぜでしょう。でも、しっかり治るまではちゃんと大事にしてくださいね」と言われました。

家に帰るとおばあちゃんに「そら見たことか! 私があれだけ言ったのに」と言われてしまいました。

「だいたいあなたは見通しが甘すぎるのよ。このあいだも鼻水が出ているからやめたほうがいいって言ったのに、お風呂に入れて熱が出ちゃったでしょ。先月だって熱が出たから早く医者に連れて行けって言ったのに、『元気だからだいじょうぶ』って二日も放っておいて中耳炎だったでしょう。それからその前は……」

おばあちゃんの話は止まらなくなってしまいました。

## どっちが正しい？

医学的にコメントすれば、ディズニーランドの件はおばあちゃんの言う通り。子どものかぜでは一晩で熱が下がることもありますが、朝下がって夜また上がることもよくあります。翌朝熱がなくても「また上がるかもしれない」という前提で考える必要があります。また、子どものかぜの多くは自力で自然に治るわけですが、それにはやはりちゃんと大事にしていることが必要です。

一方「鼻水が出ているのにお風呂に入れて熱が出た」については、お風呂と発熱はたぶん関係なし。鼻水が出ている程度でお風呂に入れないほうがよくないと思います。また熱が出ても元気なら、二～三日ようすを見れば治ってしまうことは多いし、もし中耳炎になっても、自然治癒することも多いのです。したがって、この二つの件については、お母さんの判断のほうが妥当だと思います。

## 勝ち誇ったような……

おばあちゃんとしては、今までいろんな場面で自分のアドバイスが受け入れられずくやしい思いをしてきたのでしょう。「そら見たことか！」と言いたい気持ちはわかります。でも「そら見たことか！」は、なんだか勝ち誇ったような、つばさ君がおばあちゃんの予測通り具合が悪くなったことを喜んでいるような雰囲気がただよいます。

私たちの中には、「正しい者・間違った者」という色分けをしたくなる気持ちがあり、間違った者は正しい者に対し「私が間違っていました。あなたの言う通りでした」と言うべきだというイメージがあるような気がします。どうしたらいいかをいっしょに考えるのではなく、勝ち負けを決め、優位に立ちたいという感じですね。

でも多くの場合は、つばさ君のお母さんとおばあちゃんのように、どちらかが全面的に正しく、もう一方はすべて間違っているというわけではないと思います。あるいは、言っていることは正しいけれど、言い方が適切でなかったりします。

だからどっちが正しいか白黒はっきりさせるというよりは、お互いいろんな言い分はあるけれど、とにかく今は「こういう場合は出かけないほうがいい」ということで一致しているのだから、じゃあ次はどうしようかということに話を進めたほうがいいと思うのです。

だいたいこの場面で、お母さんはかなり落ち込んでいます。おばあちゃんの言う通りにすればよかったと後悔しているし、つばさ君に対してかわいそうなことをしてしまったと思うし、不安やら自己嫌悪やらでいっぱいなのです。そんなときに「そら見たことか！」と言われたら、心は完全に砕けてしまいそう。こんなとき「心配だったでしょう。でも無事に帰ってこれてよかったじゃない」と言ってくれれば、素直に「こういう場合には子どもの体調を第一にしなくちゃ」と思えるのです。

## いっぺんにいろいろ言わない

もうひとつ、おばあちゃんのしてしまった失敗は、勝ち誇ったような勢いに乗って、今回とは別の件を次々持ち出してしまったことです。この流れでは「いえ、お風呂の件は違うと思いますけど」などという反論はとてもできません。お母さんが「まとはずれなアドバイスは聞き流す術」を身につけている人でないかぎりは、反感ばかりが残り、本来伝えたかったはずのアドバイスは何一つ伝わりません。

話し出すといろいろ思い出して「言い忘れていたからこの際言っとくけど」といったことが次々出てきて、自分でもどこで切り上げたらいいかわからなくなってしまうことがよくあります。でもアドバイスのしかたとしては、いっぺんにたくさんのことを指摘するのも、ずっと以前のことをあとになって言うのも、また「見通しが甘い」といったあいまいな言い方も、よくありません。

今回の場合、「無事でよかったじゃない」で終わりにすれば、おばあちゃんへのお母さんの信頼感がぐっと高まって、めでたく終わったのにと思うのです。

# 8

# 困難を抱えた親子を援助する

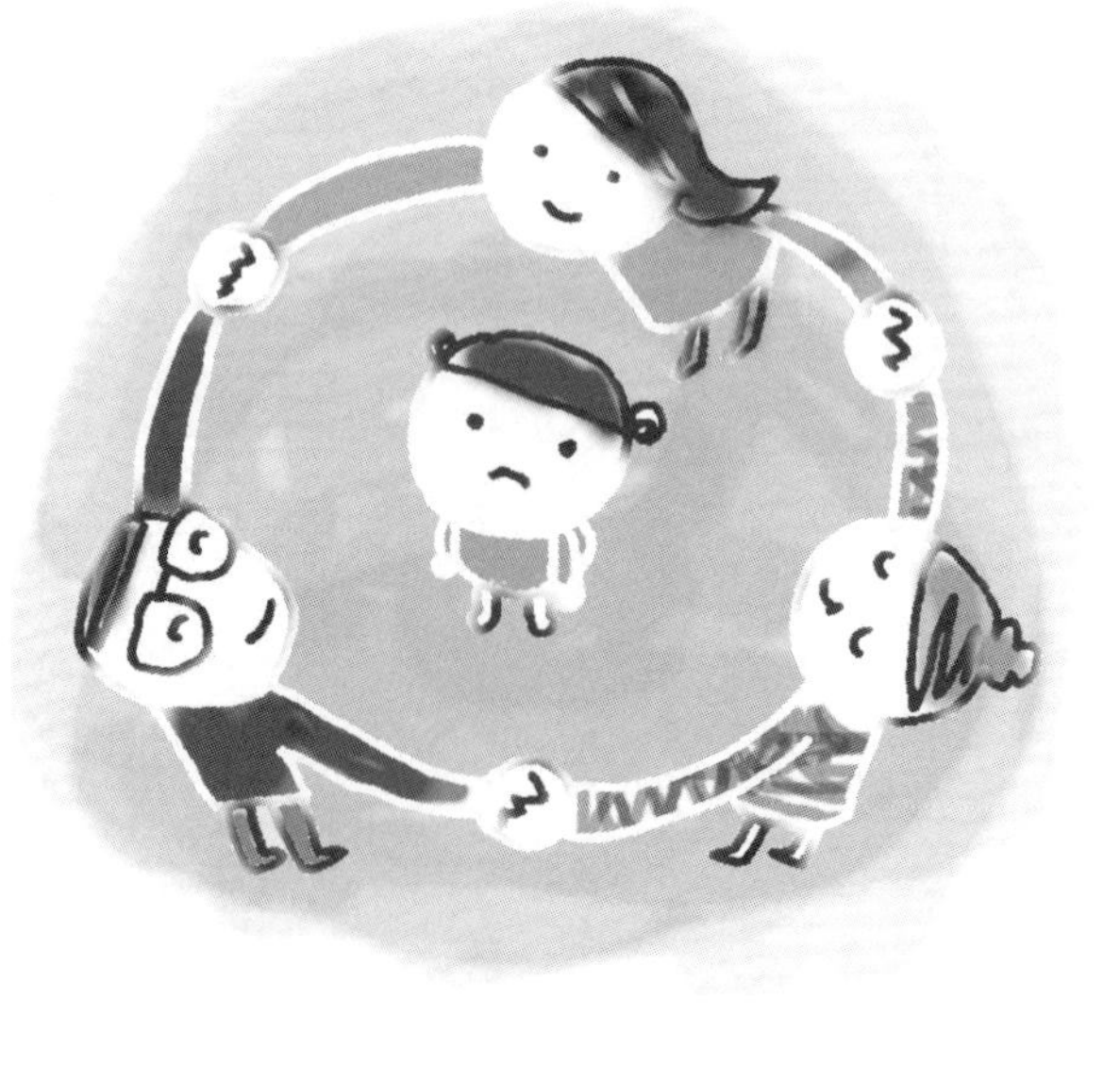

## 1　子どもの貧困と小児医療

二〇一二年八月に横浜で行われた第二二回日本外来小児科学会で「小児医療現場での子どもの貧困」というシンポジウムがもたれ、私と武内一さん（佛教大学教授・小児科医）がコーディネーターを務めました。

### 子どもの貧困は見えにくい

二〇〇九年日本の子どもの相対的貧困率は一五・七％と過去最高になりました。子どもの六・四人に一人が貧困層だということですから、私たち小児科医は毎日たくさんそういう子に接しているはずです。しかし、これだけ子どもの貧困問題が話題になり、本や雑誌が出ているなかで、小児科医が自分の患者さんの事例を報告したものはほとんどありません。

阿部彩さんは『子どもの貧困』（岩波新書）の中で、医療費の自己負担が高いために受診を控えることになり、子どもの健康に差が出てしまう可能性があると書いています。そして「筆者の知る限り、日本ではそのようなデータは存在しない。しかし、諸外国においては、いくつもの研究が『子どもの健康格差』を実証している」として、カナダやアメリカの研究を紹介しています。

そうなのです。欧米では「貧困が子どもの健康に悪影響を及ぼす」というデータがたくさん出ており、小児科の教科書にもそう書いてありますが、日本では小児科でそういうデータはようやく最近になっていくつか出てきたくらいですし、教科書にもほとんど触れられていません。

こうした現状は「怠慢」と言われてもしかたがないのかもしれません。しかし、この問題に関心を寄せる小児科医でも「私の患者さんの中には、そういう人はいない」という人が少なくありません。「小児科では子どもの貧困問題は見えにくい」と言えそうです。

「どうしたら見えるようになるのかを明らかにしたい」と考えて、私たちはこのシンポジウムを企画しました。

## シンポジウムで報告された事例

シンポジウムでは、医師と看護師が、現場からの報告を行いました。息をのむような事例がいくつも出されました。「赤ちゃんの体重が増えないけれど、健診で聞くと『ミルクは飲ませています』と言っていた。保健師さんが訪問したら、ミルクが買えないので薄めて飲ませていたことがわかった」「水道も電気も止められて、ろうそく一本で生活していた」「お金がなくなると川原で草を取ってきて、おかゆを増やして食べていた」「水道が止められてトイレが流せず風呂場で排便していた」などなど（私自身の患者さんの事例は『2012　長野の子ども白書』にくわしく書きました。ホームページからダウンロードできます）。

そして、臭い・垢《あか》・衣服の汚れ、多動・自閉傾向、ひどく親の顔色を気にする、ひどい叱り方をする、虐待・ネグレクト、定期通院を中断するなどの問題があったときには、貧困問題も抱えているのではないかと考えてみる必要があるという指摘がされました。

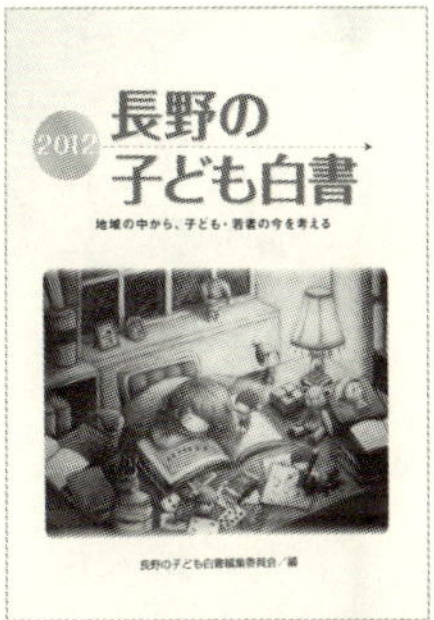


2012　長野の子ども白書
（長野の子ども白書編集委員会）

## 「ちょっと気になる」を糸口に

「貧困は見えにくいけれど、実はチラッと見えている」ということを、このシンポジウムを通じて感じました。それは「ちょっと気になる」という程度の見え方のことが多いので、それだけでは日常業務の中に埋もれてしまいます。それをスタッフ同士で共有することで、はっきり見えてくるのです。私は看護師・事務職員・病児保育の保育士などのスタッフと「あのお母さん気になったんだけど、どう?」といった話をします。すると「会計でこんなことを言っていた」「待合室でこんなようすだった」といった話が出てきます。それぞれ「ちょっと気になる」を感じているのです。それをつなげていくと、困難を抱えている姿がもう少し見えてきます。さらに、「もしかして経済的に大変なんじゃない？」という視点を加えると、家庭の抱える困難がより深く見えるようになります。

私のところでは、こうしたことを重ねることで「子どもの貧困」は非常によく見えるようになってきました。スタッフみんなのアンテナが磨かれて、感度がよくなってきたという感じです。それと同時に、困難を抱えて、ときに子どもをたたいてしまうようなお母さんも、つらい思いを抱えながら実はとてもがんばっているという姿もよく見えるようになりました。「経済的に大変じゃないですか？」という質問は、よほど信頼関係がないとできないのではないかと思っていたのですが、むしろそんなことを話題にすることで信頼関係が築ける場合が多いようです。

そうしたことを、地域の他の機関・子育てに関わる人たちとの間でできれば、もっとよく見えるようになるだろうと思います。

そこで問題になるのが個人情報保護の問題です。しかし、子育て支援に関わる人たちは地域の要保護児童対策協議会のメンバーという位置づけになり、そこでは守秘義務を乗り越えて事例の共有・検討してよいということになっています。もちろん十分な配慮はしながらですが、なによりそれは「悪い人を摘発する」ということではなく「支援が届いていない人にちゃんと届ける」ことです。

## 「夢をもたないという自己防衛」

『貧困のなかでおとなになる』（かもがわ出版）という本が出ました。著者は朝日新聞の記者である中塚久美子さん。まえがきの中で「私も、はじめから『子どもの貧困』が見えていたわけではありませんでした」と書いています。

上司からの指示で行った母子家庭の取材で、「そこにあったのは、お金がないから欲しいものや必要なものが手に入らない不便さではなく、お金がないことから始まる孤立、あらゆる情報からの疎外、学業不振、学力の遅れを立て直せない環境、夢をもたないという自己防衛、といったものでした」。

「夢をもたないという自己防衛」ということばが、私には一番胸に来ました。オリンピックでメダルを手にした選手が「夢はあきらめなければきっとかなう」といった発言をし、それは多くの子どもたち・大人たちを勇気づけました。でも、夢をあきらめないでいられる条件を奪われている子どもたちがたくさんいるのだという事例が、この本の中に出てきます。

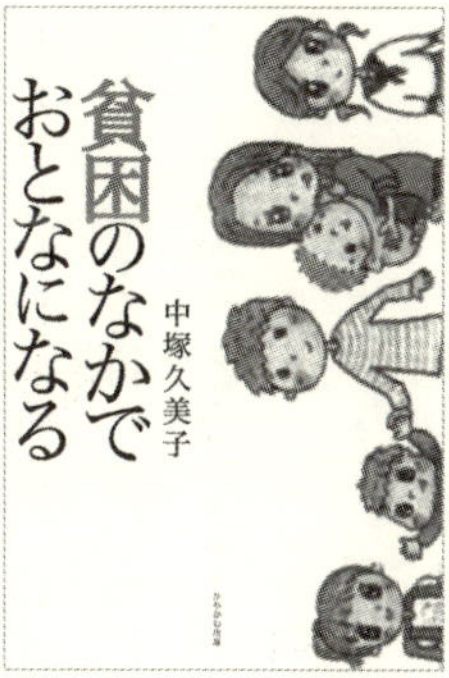

貧困のなかでおとなになる
（かもがわ出版）

夢がかなわないことが明らかな場合、初めから夢なんか持たないほうが傷つかないのでしょう。子どもは夢を持たずにはいられないはずだけれど、何度も夢をもってはあきらめざるを得ない経験を重ねるうちに「夢を持たないという自己防衛」を身につけるしかなかったのでしょう。なんて悲しいことなのか、と思います。

## 「私の仕事ではない」のか？

この本ではイギリスでの取り組みが紹介されています。家で朝食がとれない子どもには学校が食事を出すこともするし、住宅やお金の問題でも、困ったらとにかく学校でまず相談に乗るというのです（今のところすべての学校がそうということではないようですが）。ちょっとびっくりですね。

「学校は勉強をするところ」という考え方からすると違和感があるかもしれませんが、少し発想の転換をしてみれば「地域に朝ごはんの食べられない子がいるから食べられるようにしよう」「じゃあどこで？」という話になったときに、「授業の前に学校で」というのはごく自然な流れだという気がします。少なくとも、そういう柔軟な発想で対応していくことが必要だと思います。

中塚さんは「日本では、子どもと家庭の異変をもっとも早くキャッチできるはずの学校に、福祉的視点が行き届いていない。そのために虐待や生活問題への対応が遅れ、深刻な事態を招くことがある」と指摘しているのですが、それは医療機関や保育園にもあてはまるかもしれません。

私たちは「小児科は子どもの病気や健康問題について対応するところなので、家庭の経済的問題などをもちこまれても困る。それは私の仕事ではない」という形で線を引いてしまうことがよくありますが、私たちが毎日つきあっている親子が困難を抱えているなら、困難を丸ごと把握したうえで対応していく必要があるし、そうしないと本当に子どもの健康を守ることはできないのだと思います。

私たちが直接解決できることはほんの一部でしかなく、地域の連携でいろんな人たちの力を集めてサポートしていくわけですが、まず第一の相談窓口として、小児科や保育園・学校などが、線を引かないでなんでも相談できるところとして機能していくことが必要だと思います。

（この文章を小児科医が読んだら「現状を無視した理想論」と感じる人が多いかもしれません。今でもすごく忙しく、過労死基準を越えた仕事をしていて、これ以上仕事を増やすなんてとんでもないという小児科医も多いからです。だから、医師を増やしてまともな労働条件で働けるようにしていくことも必要です。保育などの分野でもきっとそうだろうと思いますが。）

# 2 子どもの虐待

## 「虐待」と「アビューズ」

虐待とは「親や保護者や世話をする人によってひきおこされた、子どもの健康に有害なあらゆる状態」とされ、身体的虐待・心理的虐待・性的虐待・ネグレクト（養育放棄）の四つに分類されます。

家庭の状況を、①虐待群、②虐待予備群、③育児不安群、④健康群に分け、①〜③を「養育支援を必要とする家庭」と位置づける考え方があります。

虐待について話をしていると、「虐待としつけは違うのか？」「どこまでが虐待なのか？」といったことがよく話題になります。

私はこのことを考えるうえでカギになるのは「虐待」ということばにあると思います。

日本語で「虐待」というと「鬼のような母親が子どもになぐる・けるの暴行を働く」といっ

たイメージが浮かぶと思いますが、英語では「abuse（アビューズ）」と言います。これは「use」（扱う・用いる・使うなどの意味）の頭に「ab」がついて「不適切な扱いをする」という意味を表しており、日本語の「虐待」よりかなり広いイメージをもっているのです。

子どもに対して常に適切な接し方のできる親なんていません。子どもに対する行動やことばが適切ではなかったとき「しまった、今のはまずかった」と反省し、次からはもう少しいい接し方ができるようになる、そういう繰り返しの中で、親も子どもとともに成長していく、それが望ましい親子関係でしょう。

でもその中で私たちは「ちょっとしたアビューズ」をしょっちゅうやっています。それでかまわないのだと思います（これは親子関係にかぎらず、すべての人間関係がそうだと思いますが）。そう考えると、先にあげた「家庭の状況」の①～④には、それぞれの段階のアビューズが見られるわけです。「虐待群」はかなり深刻なアビューズがあり、「虐待予備群」と「育児不安群」は、そう深刻ではないにしても問題とすべきレベルのアビューズがあり、「健康群」も、正確に言えば「ときにちょっとしたアビューズをするけれど、基本的にはいい親子関係が保てる家族」ということになるでしょう。

「虐待群」の親と「健康群」の親との間に何か根本的な違いがあるわけではなく、どんな人でも状況によっては虐待をしてしまう可能性があるのだと思います。したがって私は「どこまでが虐待なのか」という明確な線を引くことはできないと思います。

## 私たちの役割は？

そういう中で、虐待問題の専門家ではないけれど、子育てに関わる医療関係者・保育士・教師・保健師などはどんな役割を持っているでしょうか。

「虐待群」に関しては、しっかり専門家が関わる必要があり、また急を要する場合も多いので、私たちにまず必要なことは、すみやかに児童相談所などに通報することだと思います。「虐待予備群」「育児不安群」の親子、つまり深刻な虐待に至るかもしれない危うさを抱えながら、なんとか踏みとどまっている親子というのはかなり多く、こうした親子を支えるのは、虐待問題の専門家ではない私たちです。私たちの行っている子育て支援は、イコール虐待防止活動であると言えます。

虐待が起きる要因としていろいろなことが言われます。親自身が虐待を受けた（そのために親との関係が悪く支援を受けられない、また望ましい親子関係がわからない）、夫婦関係が不安定（夫から妻への家庭内暴力も存在していることがよくあります）、職場でのストレス、貧困、アルコール依存、精神疾患、社会的孤立、子どもが発達障害や病気など育てにくい……。

しかし、こうした要因はどんどん変化していきます。困難が増えると、「育児不安群」「健康群」にいる親子もより深刻なほうに行く可能性があるし、一方、適切なサポートがあればがんばれる人も多いのです。

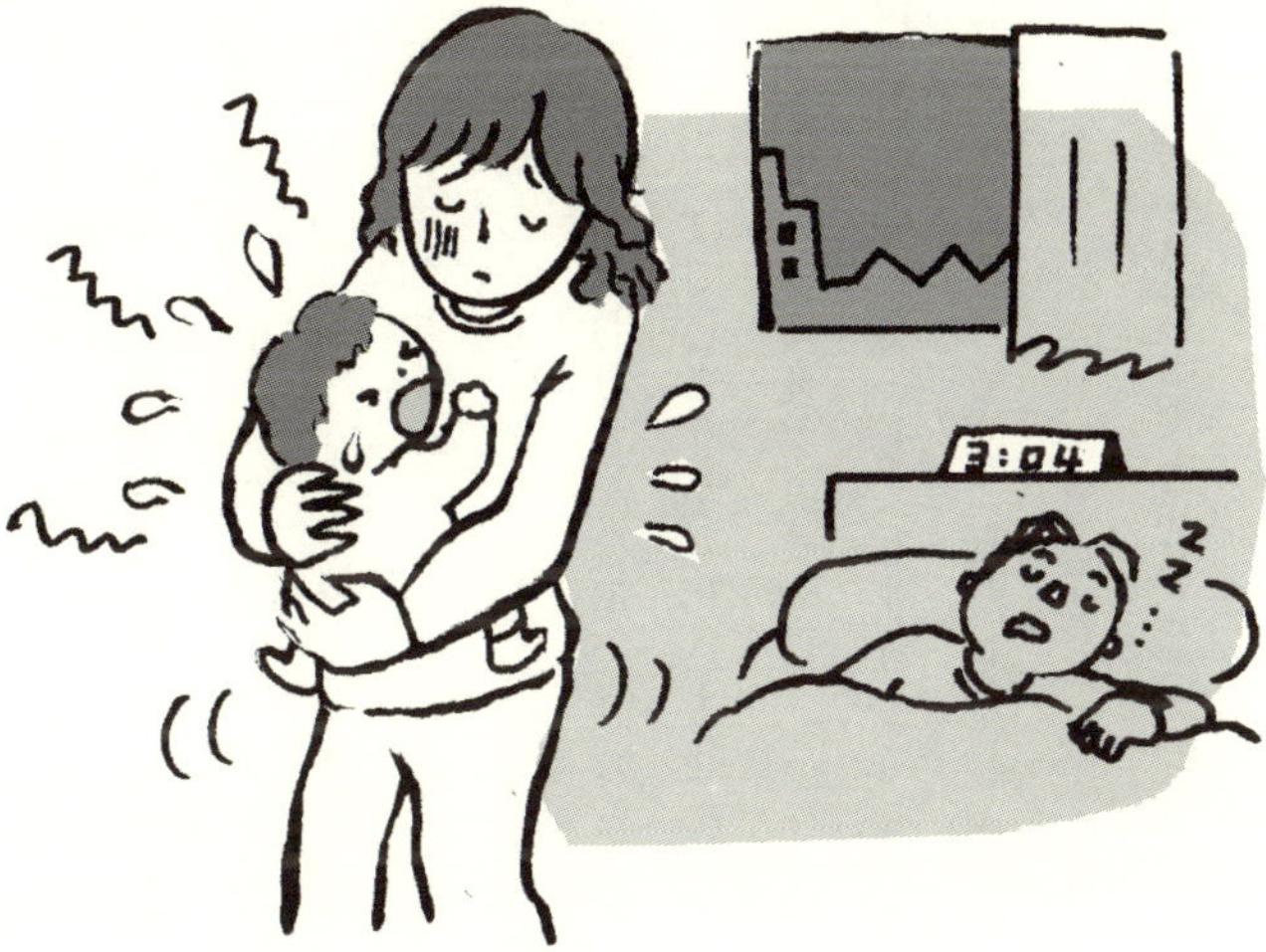


## 夜泣きの相談

子ども虐待がテレビで取り上げられるとき「わが子にそんなひどいことをするなんて理解できない」といったコメントがされることがまだ多いですが、親子の置かれた状況をていねいに見ていくと「理解不能」ではないことが多いと思います。

「夜泣きがひどい」という相談がよくあります。夜泣きは六割くらいの子どもに見られるとも言われ、ごくありふれたことですが、その程度はさまざまです。多くはそうひどいものではなく、そのうちにおさまっていくのですが、中には本当に大変なものもあります。

ゆめちゃんは一歳の女の子。一〇か月ごろから夜泣きが始まり、どんどんひどくなり今では一時間ごとにすごい勢いで泣きます。お母さんはひどい睡眠不足になり、食欲も落ち、頭痛もとれません。

お父さんは「仕事に差し支える」とさっさと別室に避難してしまい「おれには関係ない」という態度。実の親とは折り合いが悪くてとても相談できる関係ではなく、お父さんの転勤でやってきたので、この土地には知人などもいません。夜中にひどく泣かれると「アパートの隣の人はどんなふうに思っているだろう」なんてことも気になります。

「それは大変だ。よくがんばってますねえ。そんなに泣かれたら、なんだか責められているような気がしてきちゃうんじゃないですか?」と聞くと、お母さんは急に涙を浮かべて「そうなんです。この子を床にたたきつけたくなることがあるんです」と話してくれました。

もし何かもっとお母さんを追い詰めるような状況が加わったら、お母さんは本当に子どもを床にたたきつけてしまうかもしれません。こうした場面で私たちがしっかり支えることができるかどうかで大きく変わります。

虐待をしている親・してしまうかもしれない親は、けっして「鬼」などではなく、支援を必要としている人たちです。私たちがしようとしているのは「虐待群」か「予備群」かといった区別ではなく、その親子に必要な支援を行う(自分たちだけでできなければ、それができる人につなげる)ということだと思います。

## 3　困難を抱えた親子を援助する

小児科医の立場から、子育て支援・貧困・虐待などといった問題に取り組みながら感じるのは、貧困・虐待・発達障害が重なって事態を複雑にしている場合が多いのではないかということです。

しかし、この話はていねいにしないといけませんね。「貧困は自己責任」「虐待をするなんて鬼のような親」「発達障害とは劣った人」といった受けとめ方をされる場合がまだまだ多いからです。

日本の子どもの貧困率が高いのは、あきらかに政策の不備によるものです。虐待は、孤立し追いつめられると、だれでもそうなる可能性のあることです。アスペルガーをはじめとした軽度発達障害は、その人にあったサポートがあればいろいろな力を発揮できる人たちですし、重い障害を持っていても、それは人間として価値が低いといったことではありません。当事者を責めるのではなく、こんなふうに理解したうえで、援助に取り組みたいと思います。

## 援助したい気持ちになりにくい

しかし、こうした困難を抱えた人たちは「健気にがんばる親子」ではなく「困った親子」に見えることが多いと思います（もちろんみんながそうだということではありません。私は涙が出るほど健気な親子もいっぱい知っています）。

医療機関でいえば「喘息で定期受診が必要なのに中断する」「時間外しか受診しない」など「問題患者」と呼ばれるような人たち。あるいは「虐待をする、問題のある母親」「クレーマー」「モンスターペアレント」など、ひとことで言うと「援助してあげたい気持ちになりにくい人たち」であることが多いと思います。

また、困難を抱えた親は助けを求めることがへたな場合が多いと思います。こちらの援助になかなか乗ってきてくれません。とくに専門職に対してガードが固いように思います。

それはたぶん、彼らが生きてくるなかで、専門職（とくに「先生」と呼ばれる人たち）は彼らを理解し支えてくれる人ではなく、押さえつける人である場合が多かったということなのではないかと思います（それなら私は「へえ、医者でも私の言うことをきちんと聞いてくれる人がいるんだ」と思ってもらえる最初の医者になりたいと思います）。

## オジサン好みでない外見・態度

また、彼らは「オジサン好みではない」外見・態度を示すことが多いと感じます。夜中に子どもが熱が出たといって連れてくるのにけばけばしい化粧をしている、タトゥー(入れ墨)をしている、衣類が派手、ピアスをたくさんしている、あいさつをしない、タメ口で話す、ガムを噛みながら話すなどなど。

そうしたことは、彼らがこの世の中を必死で生きてくるなかで精いっぱい虚勢を張っている姿なのではないか、そうしないと「先生と対峙《たいじ》する」などという大変な作業はできないのかもしれないと思うのです。最近、私はそうした外見は一切気にならなくなりました。むしろ「がんばって生きてきたんだね」という気持ちになります。タトゥーも、それを人を脅《おど》すときに使うなら非難されるべきですが、お母さんとしてはマイナスポイントと見られてしまうのですから、それでもがんばって子育てしていることを応援したいと思います。

## 発達障害かもしれない

軽度発達障害は、今「はやり」のようになっている面もありますが、どういうことばで呼ぶかは別として、コミュニケーションの苦手な人たちや、いわゆる「ふつう」とは違うものの感

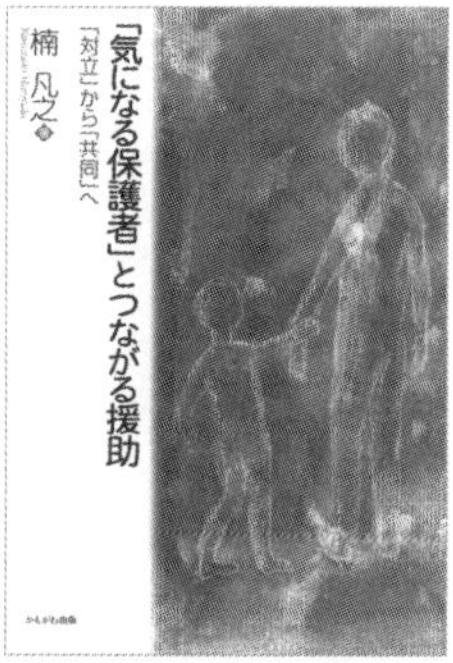


「気になる保護者」とつながる援助（かもがわ出版）

じ方・ことばの受けとめ方をする人たちがいることは確かです。

「あのお母さんは困っちゃうなあ」と感じたときに「発達障害かもしれない」と考えて、伝え方を工夫してみることでうまくいくこともあります。そして、いろんな人の特性にあったコミュニケーションのとり方・援助のしかたを、私たちが身につけていくことが必要です（この点については楠凡之（くすのきひろゆき）氏が『「気になる保護者」とつながる援助』（かもがわ出版）で、具体例をあげて述べていて参考になります）。

私たち援助をする側に求められるのは、こういった「援助してあげたい気持ちになりにくい人たちを援助する力」なのではないかと思います。問題患者だったり、モンスターだったりする姿の向こう側に、彼らがさまざまな困難を抱えていることを見抜き、外見にとらわれずに、その人の特性にあった援助ができるように力をつけていきたいと思います。

## やっぱり好きになれないとき

しかし、こうした人たちと接していくことはエネルギーのいることです。こちらも人間ですから感情的なしこりを引きずってしまうことや、「どうしても好きになれない」こともあり、そういうときに「こんな私はプロとして失格」と落ち込んでしまうこともあります。

ここで重要なのはチームで対応することだと思います。みんなで話しあってみることで少し見方を変えることができたり、気持ちが楽になったりします。またほかのメンバーが「私わりと平気だから、私が対応します」ということになることもあると思います。好きになれない人を、無理に好きにならなくてもいい。しかしプロとして、関係が壊れてしまうことがないようにうまく距離をとっていくことも、一つの技術として身につけるべきだと思います。

# あとがき

『ちいさいなかま』の連載は当初二年の予定でしたが、編集部から「もう一年」と言っていただいて延長、そして四年目は私のほうから「もう一年やっていいですか」とお願いして延長しました（このときは「いえ、もうけっこうです」と言われたらどうしようと心配しました）。

連載後半は、子育て支援の話が多くなりました。「愛情不足」「的外れなアドバイスは聞き流す」「そら見たことか」のあたりは反響が大きかったようです。がんばっているお母さんを応援したいと思ってするアドバイスが裏目に出て、本来一番の味方になるはずの人が、一番のストレスの種になっているケースがけっこう多いと感じます。それは、もしかしたらぼく自身がやってしまっているかもしれないことで、全然他人事ではないのです。

この本のなかで何回か「しゃしゃり出てよけいなことを言うおばあちゃん」が登場します。ある保健師さんから「でも先生、『孫に会えなくなると悲しいから』って、言いたいことも言わずにいるおばあちゃんもいるんですよ」と言われました。そうなのでしょうね。「とにかく年寄りは黙ってて」と言いたいわけではないのです。それもふくめて、第Ⅲ部六〜八章で書いたことは「これが正解」ということではなく、「ぼくはこう思うんだけど、どう?」というつもりです。途中でも書いたようにぼく自身が「本当にそうなのだろうか?」と自問している内容もあります。医療現場と保育など他の分野とでは同じには論じられない問題もあるかもしれません。ご意見を聞かせていただければ大変幸せです。

『ちいさいなかま』の前に、二〇〇六年から二〇〇八年まで『赤旗日曜版』に月一回の連載をしました。また二〇〇二年八月からは飯田市のあすなろ保育園の『あすなろ通信』(季刊)に短い文章を書いていて、これは今も続いています。読者層や字数によって切り口は変わりますが、同じ趣旨のことを書いてきました。この本はそれらもふくめたまとめの形になります。『ちいさいなかま』、『赤旗日曜版』、あすなろ保育園、そしてひとなる書房のみなさんに感謝します。

二〇一三年六月

和田　浩

著者紹介●●●●

和田　浩（わだ ひろし）

1956年長野県生まれ。

1983年新潟大学医学部卒業。小児科専門医。

現在、長野県飯田市健和会病院副院長。

日本小児科学会指導医講習会世話人、日本外来小児科学会教育検討委員会副委員長、「子どもの貧困と医療を考えるメーリングリスト」管理人。

共著『小児科医が見つけたえほんエホン絵本』（医歯薬出版）

『子ども白書2011』（草土文化）

『長野の子ども白書2012』（同編集委員会）

今主に取り組んでいるのは、子どもの貧困問題、子育て支援、小児科外来での医学生・研修医教育など。

健康な子ってどんな子？　子どもの健康・病気と保護者へのサポート

2013年8月10日　初版発行

著　者　和田　浩

発行者　名古屋 研一

発行所　㈱ひとなる書房

東京都文京区本郷2-17-13

広和レジデンス

電　話 03（3811）1372

ＦＡＸ 03（3811）1383

e-mail：hitonaru@alles.or.jp



印刷／中央精版印刷株式会社

＊落丁本、乱丁本についてはお取り替えいたします。